F. TERRIER ET M. PÉRAIRE

Petit Manuel

d'Antisepsie et d'Asepsie

Chirurgicales

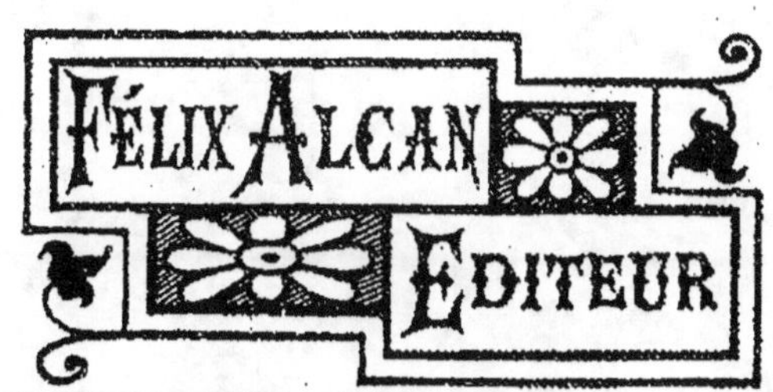

PETIT MANUEL

D'ANTISEPSIE ET D'ASEPSIE

CHIRURGICALES

PETIT MANUEL

D'ANTISEPSIE & D'ASEPSIE

CHIRURGICALES

PAR

Félix TERRIER

Professeur à la Faculté de médecine de Paris
Chirurgien des hôpitaux, Membre de l'Académie de médecine

ET

M. PÉRAIRE

Ancien interne des hôpitaux de Paris

—

AVEC 70 FIGURES DANS LE TEXTE

—

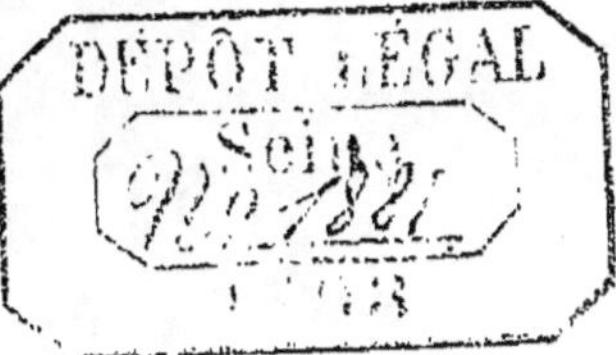

PARIS

ANCIENNE LIBRAIRIE GERMER BAILLIÈRE ET Cie

FÉLIX ALCAN, ÉDITEUR

108, BOULEVARD SAINT-GERMAIN, 108

—

1893

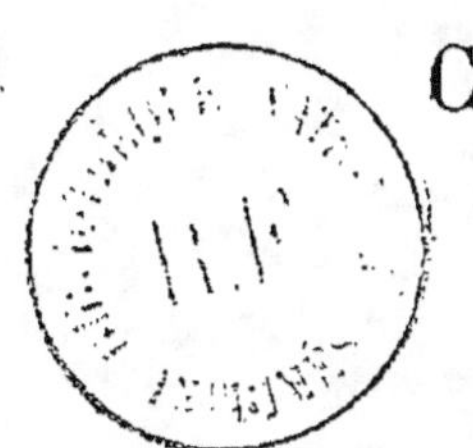

PRÉFACE

Ce serait une erreur de croire que tout a
été dit sur l'antisepsie et l'asepsie, et que l'on
n'a rien à ajouter à ces deux chapitres si importants de la chirurgie moderne.

En raison des progrès réalisés journellement dans le domaine de la microbiologie, on
ne peut nier que des améliorations ne s'opè-
rent sans cesse au point de vue antiseptique et
surtout au point de vue aseptique. Ces améliorations consistent surtout à simplifier les
procédés employés jusqu'à ce jour; en comprenant mieux et en acceptant plus volontiers
les notions acquises sur ce sujet, on donne à
ces procédés une exécution plus rapide et une
extension plus grande.

Nous chercherons à écarter dans nos des-
criptions toute digression théorique; nous
nous bornerons à signaler d'une façon aussi
élémentaire que possible ce qui a trait à la
pratique chirurgicale usuelle; nous ne crain-

drons pas, malgré la monotonie qui en résultera fatalement, de nous répéter pour rendre notre étude plus intelligible.

Dans une première partie, nous examinerons successivement la méthode antiseptique, telle que l'avait formulée Lister, et les modifications apportées à cette méthode par les chirurgiens qui défendent l'antisepsie.

La seconde partie sera consacrée à l'asepsie.

La troisième partie traitera de la méthode mixte avec toutes les simplifications de procédés qu'elle comporte.

Enfin, la dernière partie renfermera l'application des principes antiseptiques et aseptiques à chaque région en particulier.

PETIT MANUEL
D'ANTISEPSIE ET D'ASEPSIE
CHIRURGICALES

CHAPITRE PREMIER

Méthode et pansement de Lister.

Tout le monde sait que ce sont les travaux de
Pasteur, sur la fermentation et la putréfaction, qui
ont servi de point de départ à la méthode de
Lister. Cette vaste révolution dans la pratique chirurgicale est donc basée sur des faits d'ordre
purement scientifique.

Ceux qui sont familiers avec la nature de ces
recherches trouveront tout naturel que les premiers pas de Lister dans la voie nouvelle aient été
dominés par l'idée de la nécessité de la stérilisation chimique.

Par sa *méthode antiseptique*, le professeur Lister
s'était proposé : 1° de détruire, à l'aide de l'acide
phénique, les germes qui peuvent venir se déposer
sur la solution de continuité pendant et après l'intervention du chirurgien ; 2° d'empêcher l'accès
de ces germes et leur influence sur les liquides
sécrétés par la plaie. C'est donc un pansement

antiseptique et, de plus, comme nous allons le voir, un véritable pansement par occlusion.

Les règles du pansement de Lister ont été très nettement exposées par Just Lucas Championnière dans son travail sur la *Chirurgie antiseptique* [1]. Nous les résumerons brièvement :

Deux solutions d'acide phénique doivent être préparées d'avance, l'une forte à 5 pour 100, l'autre faible à 2,50 pour 100.

Elles doivent être formulées de la façon suivante :

Solution forte.

Acide phénique cristallisé......	50	grammes.
Glycérine.....................	50	—
Eau.........................	1000	—

Solution faible.

Acide phénique cristallisé.....	25	grammes.
Glycérine.....................	25	—
Eau.........................	1000	—

Les cuvettes, les récipients en verre ou en métal, qui peuvent être utilisés pour l'usage de ces solutions, faible ou forte, doivent au préalable être parfaitement nettoyés et lavés avec la solution phéniquée forte. On peut même les maintenir immergés à l'avance pendant quelque temps dans la solution forte, de préférence.

Les instruments, les éponges doivent être soigneusement immergés dans la solution forte; c'est encore cette solution qui doit servir, pour nettoyer

<hr>

1. 1 vol., 2ᵉ édit., Paris, 1880.

les téguments sur lesquels devra porter le trauma-
tisme chirurgical.

Les mains du chirurgien et celles des aides seront
plongées dans la solution faible, la solution forte
étant un peu caustique.

Le chirurgien devra en outre opérer dans une

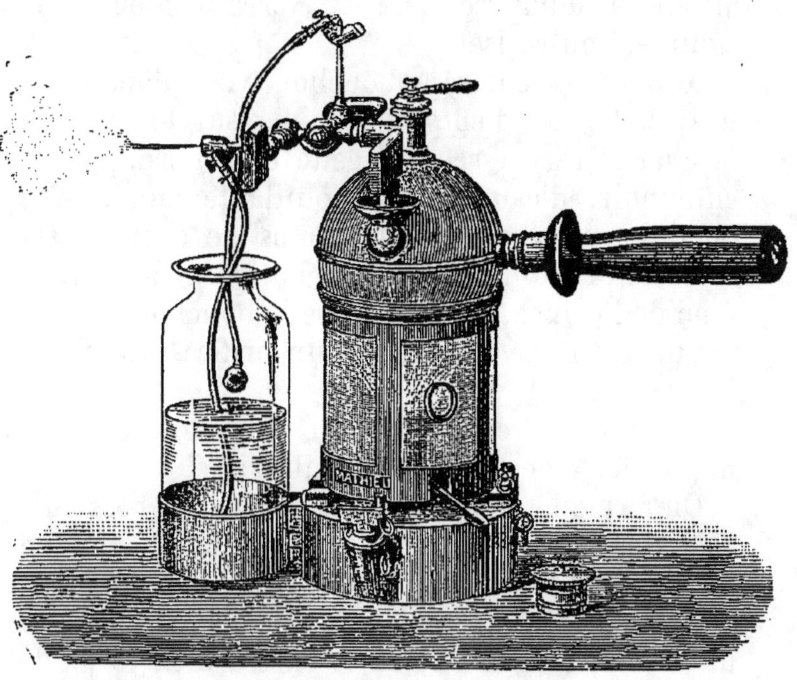

Fig. 1. — Pulvérisateur de J. L. Championnière.

atmosphère antiseptique, atmosphère qu'on obtient par la pulvérisation d'une solution phéniquée.

Le nuage de vapeur phéniquée doit être obtenu
à l'aide d'un pulvérisateur Richardson, ou mieux
avec un appareil à vapeur construit sur le type du
pulvérisateur de Siegle.

Just Lucas Championnière a fait fabriquer un

pulvérisateur à vapeur dont nous donnons la description et le mode d'emploi. Il diffère, par quelques perfectionnements et quelques modifications de détails, de celui du professeur Lister.

Cet appareil (fig. 1) se compose essentiellement d'une chaudière sphérique placée sur une lampe à alcool et d'un récipient en verre contenant le liquide à pulvériser.

Après avoir enlevé le bouchon, vissé dans l'orifice en forme d'entonnoir situé sur le côté de la chaudière, on remplit cette chaudière, par cet entonnoir, d'eau simple, bouillante autant que possible, pour abréger le temps de chauffe. On verse cette eau jusqu'à ce que le liquide affleure le fond de l'orifice, et l'on revisse le bouchon.

On emplit de même, par un orifice latéral, la lampe à alcool.

Le vase en verre est plein de la solution phéniquée forte destinée à être pulvérisée.

On ferme les deux robinets portant les becs pulvérisateurs en les plaçant verticalement. Et l'on n'ouvre définitivement un de ces robinets que lorsque l'appareil est bien mis en pression et que la vapeur sort bleue et chasse bien le jet de pulvérisation à distance. Il ne faut pas abaisser les deux becs à la fois, car la pression deviendrait rapidement insuffisante.

Dans le cas où, les becs ayant été longtemps fermés, il y aurait trop de pression dans la chaudière, on presse un peu sur la soupape de sûreté.

La lampe, dont un mécanisme à levier règle la flamme, est employée avec toute cette flamme lorsque la pulvérisation marche. Pour arrêter la pulvérisation, on diminuera la flamme en abaissant le levier, et l'appareil sera maintenu en pression.

Avant d'ouvrir les robinets, on relèvera la flamme en élevant le levier.

Ainsi monté, l'appareil se place sur un meuble et fonctionne bien partout, à la condition de ne pas être dans un courant d'air. Il doit être placé au moins à 1 mètre ou 1 mètre et demi du champ opératoire, car le nuage se forme très loin du bec, condition très avantageuse.

Quand on veut cesser de se servir de l'appareil, il faut abaisser les deux becs, éteindre la lampe et attendre un peu, pour ne pas être brûlé par un jet de vapeur, en dévissant le bouchon de la chaudière.

Si, après un certain temps d'utilisation du pulvérisateur, on est arrivé au moment où il n'y a plus d'eau dans la chaudière, le jet de vapeur cesse ; il faut alors s'empresser d'éteindre la lampe pour ne pas altérer la paroi de la chaudière.

Ce pulvérisateur est fixé sur la lampe à alcool à l'aide d'une agrafe et d'un taquet articulé. Il peut être à deux, à trois ou à quatre robinets ; c'est le pulvérisateur à deux becs qui est et surtout a été le plus utilisé.

Pendant l'opération, les éponges peuvent être plongées dans la solution faible ; mais, l'opération terminée, les parties cruentées seront lavées avec la solution forte, ce qui leur donne une couleur grise ou chocolat clair, toute spéciale et absolument caractéristique.

Pour faire la réunion immédiate, tout en facilitant l'écoulement des liquides de la plaie, Lister s'est servi des tubes à drainage de Chassaignac ;

seulement ces tubes, préalablement plongés dans la solution forte, sont introduits debout dans l'ouverture de la plaie et ne décrivent pas d'anse.

Ils sont coupés au ras de la solution de continuité, et à leur extrémité externe sont fixés deux fils destinés à les retenir et à les retirer facilement.

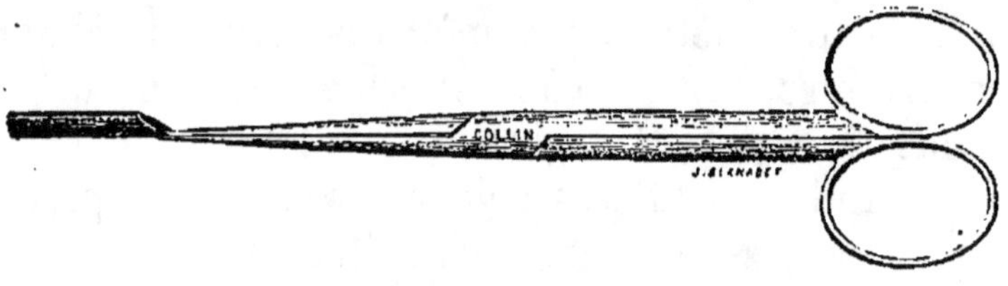

FIG. 2. — Pince à fistule de Lister.

Pour introduire ces tubes, Lister se sert d'une pince particulière, dite *pince à fistule* (fig. 2).

Les ligatures des vaisseaux se font avec le *catgut phéniqué* ou la *soie phéniquée*.

Le *catgut* est de la corde à violon tirée elle-même de l'intestin de mouton. J. L. Championnière a bien indiqué la façon de préparer soi-même le *catgut*, pour l'avoir solide et bien antiseptique [1]. Il faut suivre très exactement la formule suivante :

Acide phénique cristallisé........ 20 grammes.
Eau...........................   2   —
Huile d'olive.................. 100   —

Jeter l'eau sur les cristaux d'acide phénique, puis faire émulsionner les cristaux fondus dans l'huile en agitant vigoureusement. Mettre dans un

1. J. L. Championnière, *loc. cit.*, p. 278.

flacon; placer quelques cailloux ou une baguette de verre au fond du vase pour empêcher la corde de toucher à l'eau qui s'y rassemble. Placer les cordes à boyau enroulées dans le flacon; fermer hermétiquement.

Les *fils de soie* employés par Lister ont été préparés en les plongeant dans de la cire fondue additionnée de 2 grammes d'acide phénique par 16 grammes de cire. On passe ensuite le fil dans un linge pour répartir également la cire à sa surface et en enlever l'excès.

La suture des bords de la plaie est généralement faite avec des fils d'argent; souvent Lister y ajoute une suture profonde, constituée par un grand fil d'argent, qui à ses deux extrémités traverse une plaque de plomb et s'enroule sur elle.

La suture doit être recouverte de *protective* mouillé dans l'eau phéniquée faible. Ce *protective plaster* ou *silk protective* est formé de soie huilée, recouverte des deux côtés par du vernis copal, le tout enduit d'une légère couche de dextrine. Il a pour but de préserver la suture ou la surface des plaies de l'action irritante de l'acide.

Au-dessus du *protective*, on met quelques fragments de *gaze antiseptique*, trempés dans la solution faible; enfin on surajoute huit feuilles de la même gaze humectée de solution faible du côté qui répond à la plaie et aux téguments.

Cette gaze, *antiseptic gauze*, est un tissu de coton lâche imprégné d'acide phénique mêlé de résine et de paraffine. La résine joue le rôle de véhicule et la paraffine empêche les adhérences du pansement aux surfaces dénudées.

Un morceau de toile imperméable, *mackintosh*, dont la surface lisse est tournée vers la plaie, doit être interposé entre la septième et la huitième feuille de gaze antiseptique. Notons que ce dernier pansement, gaze et mackintosh, doit notablement dépasser les limites de la région où existe la solution de continuité des téguments.

Enfin le pansement sera fixé en place avec des bandes faites de gaze trempées dans la solution phéniquée faible ; ces bandes sont très commodes, très solides et ne glissent pas.

Les pansements pratiqués suivant la méthode de Lister, doivent être renouvelés tous les jours, surtout au début, alors qu'il faut éviter une rétention des liquides exhalés par la plaie nouvelle. Une précaution indispensable à prendre, c'est de ne toucher au pansement que sous une nouvelle pulvérisation de liquide antiseptique.

Peu à peu les pansements doivent être éloignés et devenir aussi rares que possible, ce qui est assez facile à mettre en pratique, puisque, d'après Lister et quelques autres chirurgiens, l'effet presque constant de la méthode est d'abolir ou au moins de diminuer beaucoup la suppuration. Ce fait a été confirmé par Grenser[1], J. Lucas Championnière, Saxtorph, Volkmann, Gussenbauer, J. von Nussbaum, etc.

Malgré les avantages qu'elle présentait, la mé-

---

1. Dr P. Grenser in Dresden. *Ein Besuch auf. der Klinik von Josef Lister in Glascow (Arch. der Heilkunde,* Lipzig, 1870, p. 83).

thode de Lister, acceptée en Angleterre, en Dane-
mark, en Suisse et en Allemagne, fut au début fort
peu expérimentée en France. C'est à l'instigation
de J. L. Championnière, et en présence des résultats obtenus par Saxtorph, Wolkmann, von Nussbaum, etc., que ce mode de pansement entra
enfin dans la pratique d'un grand nombre de chirurgiens français.

Nous ajouterons que les résultats obtenus ont
été généralement très satisfaisants et que, pour
notre compte, nous avons utilisé cette méthode
avec grand succès pendant plusieurs années.

Il est bon de faire remarquer que le pansement
de Lister ne peut être supporté par un assez grand
nombre de sujets, chez lesquels il détermine des
accidents d'érythème fort pénibles. Ajoutons que
bien des chirurgiens ont souffert des mêmes lésions
aux mains, quand ils faisaient ce pansement dans
toute sa rigueur; c'est là, on le comprend, un
grave inconvénient.

CHAPITRE II

De la méthode antiseptique proprement dite.

La méthode antiseptique de Lister a subi de nombreuses modifications de la part des chirurgiens qui l'ont expérimentée. C'est ainsi qu'on a cherché à rendre son application plus facile, moins coûteuse, et à la mettre pour ainsi dire à la portée de tout le monde.

Mais toutes ces transformations ne se sont effectuées que progressivement. Ainsi le spray, qui servait à inonder de vapeur antiseptique les surfaces opératoires et les plaies que l'on pansait, a été à peu près abandonné. On a reconnu, en particulier pour les opérations intra-abdominales, que le nuage qui résultait de la vaporisation phéniquée tombait sous forme de gouttelettes et, par suite, refroidissait le péritoine, ce qui pouvait avoir de sérieux inconvénients. En outre, pour tuer tous les microbes contenus dans l'atmosphère de la salle d'opération, il faudrait que celle-ci soit complètement remplie de vapeurs antiseptiques à dose toxique, ce qui est inapplicable et dangereux.

Si quelques chirurgiens emploient encore le *spray*, et nous sommes de ce nombre, c'est dans l'unique but d'abattre les poussières de la salle d'opération ; on le fait alors manœuvrer quelques heures avant d'opérer et on l'éteint ensuite ; de plus, il est inutile de se servir d'une solution antiseptique, car il s'agit d'obtenir un résultat purement mécanique : la chûte des poussières. Dans certains hôpitaux danois et russes, de simples prises sur un générateur de vapeur remplissent absolument le même but.

De même, on a abandonné le silk protective, et l'on a remplacé le mackintosh par du taffetas gommé ou des feuilles de gutta-percha laminée.

On a reconnu aussi que l'immersion simple dans l'acide phénique des instruments, des substances servant à éponger les plaies et de celles nécessaires au drainage ou aux pansements, n'était pas suffisante pour détruire tous les germes; et l'on a commencé à stériliser tout ce matériel par l'ébullition dans les solutions antiseptiques.

Les substances le plus souvent employées dans la méthode antiseptique proprement dite sont : l'acide phénique, l'acide borique et le sublimé. L'acide phénique au 20° ou au 50°, l'acide borique en solution saturée à 4 pour 100 et le sublimé au 1000°.

Ces solutions doivent être placées dans des flacons bouchés à l'émeri ou bien dans de larges flacons fermés supérieurement par un bouchon de caoutchouc perforé dont l'orifice est rempli par un petit tube en verre, recourbé et plein d'ouate hydrophile. Inférieurement, ces flacons présentent un robinet de verre.

Il est un certain nombre d'autres substances, dites antiseptiques, qui ont été tour à tour employées avec plus ou moins d'efficacité par les chirurgiens, puis laissées de côté. Nous n'en parlerons pas ici. Nous pensons qu'il faut s'efforcer de simplifier autant que possible la connaissance des substances antiseptiques, afin de vulgariser plus aisément l'usage de celles qui ont subi déjà le contrôle de l'expérimentation.

1° ACIDE PHÉNIQUE. — Nous ne ferons pas l'histoire de cette substance. Nous avons vu avec quelle prodigalité on l'utilisait dans la méthode de Lister.

L'acide phénique, avons-nous dit, s'emploie en solution forte ou en solution faible. La solution aqueuse forte devra se formuler ainsi :

Acide phénique cristallisé......	50	grammes.
Glycérine neutre...............	50	—
Eau filtrée bouillie............	1000	—

La solution faible devra se préparer de la façon suivante :

Acide phénique cristallisé......	25	grammes.
Glycérine neutre...............	25	—
Eau filtrée bouillie............	1000	—

C'est dans la solution faible que le chirurgien devra tremper ses mains et faire tremper celles de ses aides, après un nettoyage préalable parfait de celles-ci.

Ce nettoyage des mains s'effectuera au moyen du savon et de la brosse en crin ou en chiendent. Les avant-bras devront aussi être brossés et savonnés ; et les ongles dépouillés, au moyen d'un cure-ongle à surfaces lisses (fig. 3), de toutes les malpropretés qui pourraient séjourner dans leur sertissure.

La surface opératoire sera lavée avec l'eau, le savon et une brosse en crin dure, puis soigneusement débarrassée des poils au moyen du rasoir, et enfin désinfectée avec la solution forte d'acide phénique.

Ce *modus faciendi* est différent de celui enseigné jadis par le professeur Lister. Ce chirurgien avait pensé, tout d'abord, que l'efficacité seule des lotions antiseptiques rendait les simples mesures de propreté assez inutiles; il voyait là un excès de zèle; mais il a modifié depuis cette manière de voir.

On sait en effet aujourd'hui que l'action du rasoir, du savon et de la brosse (antisepsie mécanique) dépasse de beaucoup tout ce qui peut être accompli par l'antisepsie chimique. On a reconnu que l'épiderme, les cheveux et les impuretés qui s'y attachent sont plus ou moins imprégnés de différentes substances grasses, qui forment une barrière presque infranchissable à l'introduction de toute solution aqueuse. D'où la nécessité, pour assurer la pénétration et l'imbibition de l'agent chimique, d'enlever cette couche oléagineuse. Or l'agent le plus capable de faciliter cette pénétration n'est autre que le savon

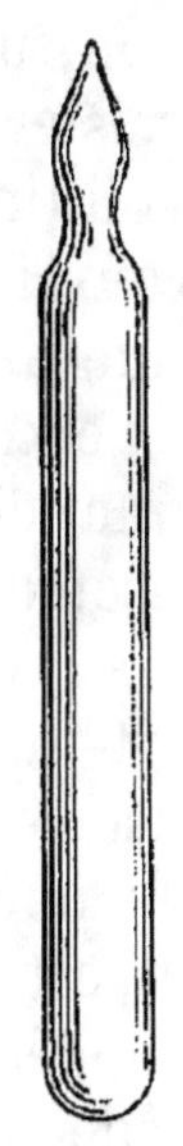

Fig. 3.
Cure-ongle
à surfaces
lisses.

émollient de potasse [1], ajouté à une bonne quantité d'eau bouillie chaude et à l'action d'une brosse dure de crin. La graisse, les impuretés, les débris épidermiques, les germes pathogènes ou non pathogènes sont ainsi enlevés rapidement et complètement. En résumé, quand la lotion germicide est appliquée sur la peau ainsi nettoyée et rasée,

---

1. On fabrique aussi des savons antiseptiques divers, savons à l'acide phénique, au sublimé, à l'acide borique. Il est bon de les employer.

il reste très peu de micro-organismes nocifs à faire disparaître.

Une bonne précaution à prendre est de placer sur la surface à opérer, quelques jours avant l'opération, un pansement antiseptique. Ce pansement consistera en compresses de tarlatane, bouillies dans la solution phéniquée faible, compresses que l'on recouvrira d'une feuille de taffetas gommé et d'une bande de tarlatane. Ce pansement préalable sera d'un excellent effet, que les surfaces à opérer soient ou ne soient pas infectées; dans le premier cas, le pansement devra être appliqué trois ou quatre jours avant l'opération et renouvelé toutes les vingt-quatre heures; dans le second cas, un seul pansement peut suffire. Défense expresse au malade de le défaire.

Il est facile de comprendre que ce pansement pré-opératoire agit comme désinfectant local, amène la macération de la couche épidermique et en permet l'enlèvement plus complet au moment d'opérer. D'où l'antisepsie plus parfaite de la région sur laquelle on doit agir.

C'est dans la solution forte que l'on fera bouillir les instruments, les fils servant aux ligatures ou aux sutures et les tubes à drainage.

Les instruments destinés aux opérations devront être entièrement métalliques, avec manches en nickel, sans aucun ornement. Les manches en bois, en corne ou en écaille, qui s'altéreraient dans l'eau phéniquée bouillante, doivent être totalement proscrits.

Si l'on ne veut pas détériorer les instruments nickelés servant aux opérations, il sera bon de ne les plonger dans la solution phéniquée que lorsque celle-ci sera en pleine ébullition. Sans cela, ils se couvriraient de taches noirâtres que l'on ne pourrait faire disparaître. Nous verrons que cette remarque a trait à la désinfection des instruments par l'ébullition, non seulement dans une solution antiseptique, mais encore dans l'eau simple.

Parmi les fils à ligatures et à sutures, le catgut ne devra pas être soumis à l'ébullition ; il se ramollirait et finirait par se dissoudre complètement et par former un véritable bouillon. On devra donc se borner à le sortir de l'huile phéniquée où on l'aura conservé, et à le laisser tremper simplement dans la solution phéniquée forte, froide au moment de l'utiliser.

Les fils de soie et les crins de Florence, au contraire, pourront supporter l'ébullition dans l'eau phéniquée forte, deux ou trois fois de suite au maximum ; au bout de ce temps, ils finiraient par devenir cassants et ne pourraient être utilisés. Mieux vaut n'en faire bouillir chaque fois que la quantité jugée nécessaire pour l'opération.

La soie employée pour les ligatures des vaisseaux doit être tressée, ronde ou plate et de dimensions variables : grosse, moyenne ou petite.

On conservera les fils de soie sur des bobines de verre, dans des flacons pleins d'une solution phéniquée forte. Il en sera de même des crins de Florence. Ceux-ci, constitués, comme on le sait, par la glande sétigère des larves du *Bombyx mori*, sont aussi de dimensions variables. On utilisera les plus volumineux, qui sont habituellement les plus résistants, pour les sutures profondes, et les plus minces seront employés pour les sutures superficielles.

Les tubes à drainage doivent être bouillis dans la solution phéniquée forte. Les tubes à drainage dont on se sert le plus généralement sont ceux en caoutchouc rouge, que l'on trouve dans le commerce et qui présentent des orifices régulièrement découpés à l'emporte-pièce. Mais il est facile d'en fabriquer soi-même; il suffit de prendre des tubes en caoutchouc, de vulgaires tubes à gaz, sur lesquels on pratiquera des orifices plus ou moins réguliers au moyen des ciseaux.

On aura des drains de différents calibres, pour qu'ils soient appropriés à la quantité des sécrétions et à l'étendue des cavités. Ceux dont on se sert le plus souvent correspondent aux numéros 15, 20, 25 et 30 de la filière Charrière. Si cependant les plus petits semblaient encore trop volumineux, rien ne serait plus facile que de les sectionner longitudinalement et de se servir de la gouttière ainsi obtenue comme d'un drain ordinaire.

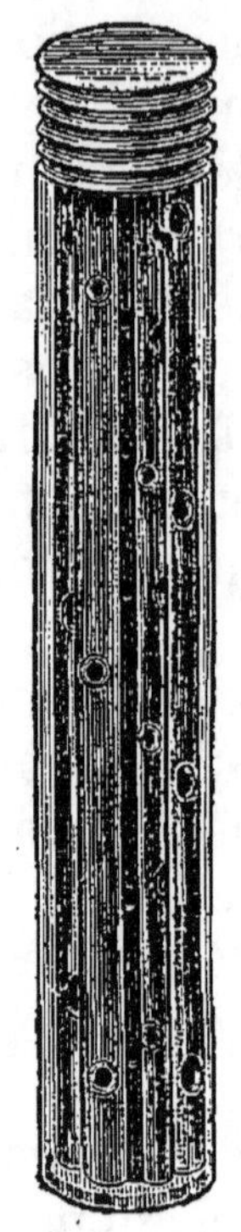

Fig. 4. — Drains conservés dans un bocal plein d'une solution antiseptique.

Pour maintenir ces drains antiseptiques, on les conservera dans des bocaux de verre bien fermés (fig. 4), pleins de la solution phéniquée forte. Dès qu'on voudra les utiliser, il suffira de les faire bouillir, soit dans la solution où ils baignent, soit mieux dans une solution forte nouvellement préparée. On aura soin de renouveler souvent le liquide du bocal où sont conservés les drains.

Pour ne pas infecter les tubes à drainage en les saisissant dans le bocal, il ne faudra pas les prendre avec les doigts, mais bien avec une pince à disséquer ou à forcipressure, préalablement bouillie dans la solution phéniquée.

Dans la solution faible, on fera bouillir les tampons d'ouate hydrophile utilisés pour éponger les plaies, les compresses de toile servant à protéger le champ opératoire, et les compresses de tarlatane destinées aux pansements.

Les *tampons-éponges* sont fabriqués avec de l'ouate hydrophile que l'on roule entre les mains (préalablement bien lavées et antiseptisées en les trempant dans la solution phéniquée faible) de façon à leur donner un volume variable : les uns devant être de la grosseur d'une amande, les autres comme une noix, les autres enfin comme une petite mandarine.

Pour les empêcher de se dérouler, de s'effriter, et pour les rendre plus facilement maniables, il est bon de recouvrir chaque tampon d'une petite

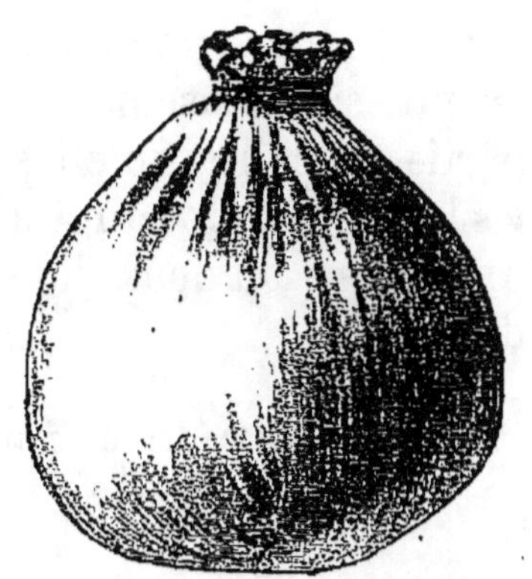

FIG. 5. — Tampon d'ouate hydrophile recouvert de tarlatane servant à éponger les plaies.

feuille de tarlatane ordinaire, que l'on maintient serrée autour du tampon au moyen d'une ligature en bourse faite avec un simple fil, préalablement trempé ou bouilli dans la solution forte (fig. 5).

Ces tampons doivent être détruits après chaque opération.

Les *tampons-éponges* remplacent à merveille les éponges dont on se servait autrefois, et qui étaient presque toujours septiques, malgré les nombreuses manipulations chimiques auxquelles on les soumettait.

Cependant, comme il est encore un certain nombre de chirurgiens qui persistent à employer les *éponges*, voici le procédé de préparation que nous recommandons tout spécialement, et qui nous paraît offrir le plus de garanties au point de vue antiseptique. Il porte le nom de *méthode de la Salpêtrière* [1].

Les éponges sont choisies neuves et très fines ; on les pile soigneusement, afin de broyer toutes les parties calcaires qu'elles peuvent contenir, puis on les lave à grande eau. On les plonge ensuite pendant une heure ou deux dans de l'acide chlorhydrique dilué :

Acide chlorhydrique pur........   20 grammes.
Eau.........................   1000   —

Puis on les lave à grande eau jusqu'à ce qu'elles ne soient plus acides.

On les laisse ensuite vingt minutes dans une solution à 10 pour 100 de permanganate de potasse.

---

1. F. Terrier, *Bulletins de la Soc. de chirurgie*, Paris, 1886, t. XII, p. 929.

On les blanchit enfin, en les plongeant dans une solution contenant :

Acide chlorhydrique............. 20 grammes.
Bisulfite de soude.............. 60 —
Eau.......................... 5 litres.

Ces éponges sont ensuite placées dans l'eau filtrée bouillie, puis dans des bocaux (fig. 6) contenant de la solution phéniquée au 20ᵉ.

Au moment de s'en servir, le docteur Quénu recommande de les plonger dans l'eau bouillante

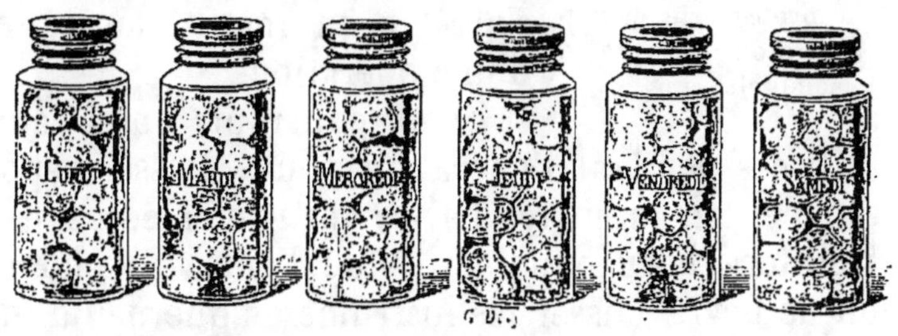

Fɪɢ. 6. — Éponges antiseptiques. — La série de six flacons avec les jours marqués permet de les laisser tremper et désinfecter en ne se servant pas des mêmes éponges tous les jours.

pendant quelques minutes ; toutefois l'ébullition a l'inconvénient de les durcir, de les faire diminuer de volume et d'altérer leur texture.

Pendant les opérations, on nettoiera les éponges qui sont imprégnées de sang en les lavant à l'eau bouillie, et en les passant ensuite dans une solution antiseptique. Elles peuvent ainsi servir plusieurs fois dans la même séance.

Si elles sont infectées de pus, il faut les mettre à part pour les détruire.

Les *compresses de toile* servant à protéger le

champ opératoire devront être de 35 centimètres carrés (fig. 7). On les ourlera sur leurs bords, pour les empêcher de s'effiler. Elles devront être de toile fine, de façon à ne déposer aucun duvet sur la surface cruentée.

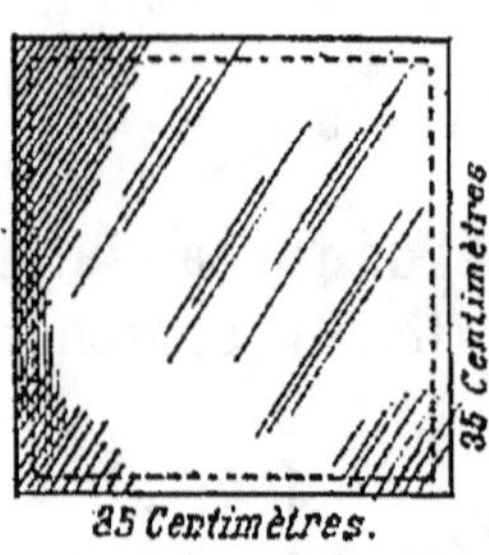

Fig. 7. — Compresse de toile ourlée servant à protéger le champ opératoire (compresse isolante).

Ces compresses délimiteront en quelque sorte la surface à opérer ; elles serviront à protéger temporairement la plaie contre les germes atmosphériques, si l'on est obligé de s'arrêter un instant au cours d'une opération.

Elles pourront aussi être utilisées pendant l'opération pour y laisser reposer de temps en temps les instruments, ce qui facilitera beaucoup le rôle de l'aide. Cependant on ne devra laisser les instruments que peu d'instants sur ces compresses isolantes ; il est de beaucoup préférable de les replacer de suite dans les plateaux pleins de la solution antiseptique bouillie d'où on les aura tirés, et où ils doivent complètement immerger.

La solution forte d'acide phénique servira à désinfecter la plaie après l'opération ; à cet effet on se servira de tampons-éponges plongés dans la solution forte.

Pendant l'opération, les mains du chirurgien et des aides devront être plongées à chaque instant dans des cuvettes préalablement lavées et rincées avec la solution phéniquée forte, et contenant la solution faible d'acide phénique.

On veillera à ne pas contaminer avec les doigts la surface opératoire, si celle-ci est voisine d'une région primitivement infectée; c'est dans ce cas que les compresses isolantes dont nous avons parlé seront d'une merveilleuse utilité.

Après l'opération, la plaie, suturée minutieusement et bien drainée, sera pansée avec des compresses de tarlatane sans apprêt, bouillies dans la solution phéniquée faible et recouvertes de taffetas gommé et d'ouate hydrophile; le pansement sera bordé avec une couche d'ouate ordinaire et maintenu avec une bande de tarlatane humide.

On conservera les compresses destinées à protéger les surfaces opératoires ou à panser les plaies dans des bocaux remplis d'eau phéniquée au 50ᵉ.

Le mode de fermeture de ces bocaux est des plus simples: ce sont des couvercles en fer-blanc ou en nickel, au fond desquels a été placée une couche assez épaisse d'ouate hydrophile, pour assurer une occlusion telle que l'air n'y pénètre que filtré. Ces bocaux sont faciles à se procurer et bien moins chers que ceux fermés à l'émeri.

Comme on peut le remarquer, il est facile de préparer soi-même ces divers matériaux de pansement, dont le prix est des moins coûteux. De plus, ils offrent plus de garanties que le lint, l'ouate et la gaze phéniqués vendus dans le commerce entourés d'une enveloppe de papier parcheminé, et encore employés par quelques chirurgiens. Il a été reconnu que; le plus souvent, ces substances n'ont d'antiseptique que le nom; non seulement elles n'empêchent pas le développement des germes; mais elles sont elles-mêmes infectées et au bout d'un certain temps elles ne contiennent plus un atome d'acide phénique et favorisent l'évolution de ces germes. C'est ce qu'ont prouvé les analyses d'Arloing et les observations cliniques de L. Tripier[1].

Lorsque les bandes de tarlatane qui enveloppent le pansement sont sèches, elles durcissent ; il est alors quelquefois difficile de défaire ce pansement.

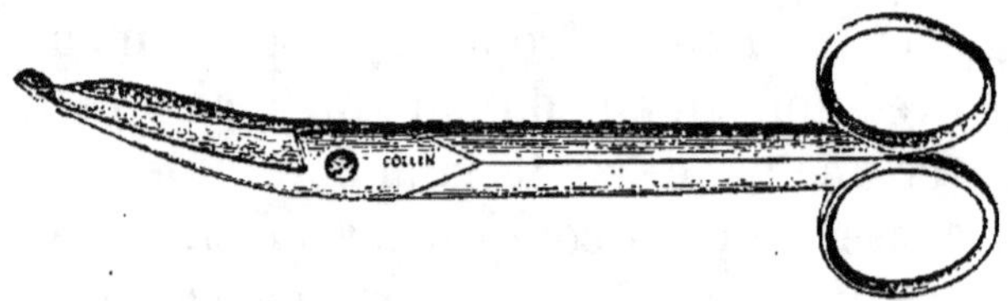

Fig. 8. — Ciseaux pour couper les pansements.

Les ciseaux de trousses ordinaires ne sont pas très commodes pour couper ces bandes sèches; aussi recommandons-nous les ciseaux spéciaux représentés ci-dessus, très employés dans l'Amérique du Nord (fig. 8).

L'une des branches est plus longue que l'autre et se termine par une extrémité mousse, arrondie. C'est cette extrémité que l'on peut glisser facilement entre les feuillets durcis des bandes de tarlatane, sans courir le risque d'entamer la peau des malades.

2° SUBLIMÉ CORROSIF. — Le sublimé ou bichlorure de mercure est, de toutes les substances antiseptiques, celle dont l'extrême activité germicide est absolument hors de conteste.

---

1. L. Tripier, *De la stérilisation du coton, de la gaze et de l'eau servant au pansement des plaies* (*Lyon médic.*, 11 décembre 1887, t. 56, n° 50, p. 489).

Il a été bien étudié par Davaine en 1874 et en 1880, et de nombreuses expériences lui ont assigné la première place parmi les antiseptiques. Il s'emploie à la dose de 1 gramme pour 1000 d'eau bouillie (solution forte) ou 1 gramme pour 2000 (solution faible).

D'après Koch, la solution au 1000e détruit, en quelques minutes, les germes des microbes les plus résistants.

Le bichlorure de mercure se dissout dans 16 parties d'eau froide, dans environ 2 parties d'eau bouillante, dans 2 parties et demie d'alcool, dans 3 parties et demie d'éther, dans environ 13 parties et demie de glycérine. Le chlorure de sodium, l'acide tartrique et l'iodure de potassium facilitent sa solubilité dans l'eau.

En solution faible le sublimé irrite moins les tissus que l'acide phénique.

On admet que le *biiodure de mercure* est moins toxique que le bichlorure. C'est pour cette raison qu'il est utilisé par les accoucheurs (Pinard) pour injections vaginales antiseptiques. Dans ces cas, on doit l'employer au 1000e. Il est soluble à parties égales dans l'iodure de potassium.

Tout ce que nous venons de dire au sujet de l'acide phénique s'applique, sauf quelques restrictions, au sublimé. On l'emploiera à peu près de la même façon ; mais il est bon d'être prévenu des inconvénients qu'il peut présenter et que nous allons faire ressortir.

La *solution forte* se formulera de la manière suivante :

Sublimé...................... 1 gramme.
Acide tartrique................ 5 —
Eau filtrée bouillie............ 1000 —

Pour avoir la *solution faible*, il suffira de couper la solution forte avec moitié de son volume d'eau filtrée bouillie.

Le chirurgien et ses aides devront se nettoyer les mains, les ongles et les avant-bras au moyen de l'eau tiède, du savon et de la brosse en crin, puis avec la solution faible de sublimé.

La surface opératoire sera traitée de la même façon.

Après l'avoir vigoureusement brossée, on la rasera; il faut supprimer autant que possible tous les poils qui pourraient gêner l'action des instruments, outre qu'ils constituent, pour les germes, des points d'attache d'où il est difficile de les déloger.

On doit faire agir le rasoir sur une surface qui dépasse notablement le champ opératoire.

Cette surface opératoire, quelques jours avant l'intervention, aura été pansée antiseptiquement.

Mais une précaution dont on doit tenir grand compte, c'est de proscrire les solutions de sublimé pour imprégner les compresses de tarlatane devant servir au pansement pré-opératoire. Il faut savoir que le sublimé produirait presque infailliblement soit de l'érythème ou de l'eczéma, soit de la folliculite pileuse, et mettrait les surfaces à opérer dans d'excellentes conditions pour être rapidement infectées.

On se bornera donc à appliquer sur le champ opératoire, comme pansement préalable, des compresses de tarlatane trempées dans la solution phéniquée faible ou dans la solution boriquée à 4 pour 100. On les recouvrira de taffetas gommé, d'ouate et d'une bande de tarlatane humide.

On devra veiller aussi à ne pas tremper et à ne pas faire bouillir les instruments dans une solution de sublimé, sous peine de les retirer absolument noircis. De plus, les solutions de sublimé altèrent le poli et le tranchant des instruments. Dans la plupart des cas les instruments seront donc bouillis dans la solution phéniquée faible ou forte.

Pour les ligatures, les fils de soie employés devront être enroulés sur des bobines en verre et conservés dans une solution de sublimé au 1000ᵉ dans des flacons ou des bocaux bien fermés. Au moment de s'en servir, on les fera bouillir dans la solution forte de bichlorure.

Les crins de Florence destinés aux sutures pourront être traités de la même façon que les fils de soie.

Le seul inconvénient que présente ce mode de faire est de rendre les fils de soie et les crins très aptes à se rompre, après la deuxième ébullition ; aussi conseillons-nous de ne les faire bouillir dans la solution de bichlorure qu'une seule fois et de les jeter ensuite.

Les tubes à drainage doivent être bouillis dans la solution de sublimé au 1000ᵉ. Une ébullition trop longtemps prolongée les ramollit et permet à leurs parois de s'affaisser trop facilement, ce qui est un grave inconvénient si l'on veut que le drainage se fasse d'une façon parfaite. Les drains seront conservés dans la solution de bichlorure au 1000ᵉ. Cette conservation n'a qu'un défaut, c'est de les colorer en noir, soit par suite de la formation de sulfure de mercure, soit parce qu'une petite quantité de mercure est réduite et se dépose à leur surface.

Dans la solution de bichlorure au 2000ᵉ, on fera bouillir les tampons d'ouate hydrophile utilisés pour éponger les plaies et les compresses de toile nécessaires pour protéger le champ opératoire (voy. p. 19 et 21, la préparation de ces tampons et de ces compresses).

La solution de sublimé au 1000ᵉ servira à désinfecter la plaie après l'opération; mais, en général, on évitera de faire de grands lavages avec cette solution; il suffira de toucher la plaie avec un tampon imbibé de solution forte, tampon qu'on aura eu le soin de bien exprimer au préalable.

Pendant l'opération, les mains du chirurgien et des aides devront être plongées souvent dans des cuvettes, préalablement lavées avec la solution forte de sublimé et pleines de solution faible.

Le pansement post-opératoire sera fait avec des compresses de tarlatane qui auront été désinfectées par l'ébullition dans la solution faible de sublimé.

Mais, avant d'utiliser ces compresses, et pour neutraliser l'action irritante du sublimé, il peut être bon de faire rebouillir ces compresses simplement dans de l'eau filtrée.

On les recouvrira d'une feuille de gutta-percha laminée ou de taffetas gommé, d'une couche d'ouate et d'une ou plusieurs bandes de tarlatane humide roulées autour de cette ouate.

On vend chez les pharmaciens de la gaze et de

l'ouate préparées au sublimé ; mais, si l'on recherche dans ces objets de pansement la présence de cette substance, on est souvent étonné de ne trouver aucune réaction qui la décèle et, comme le dit Peccatte, on est obligé d'avouer, chimiquement parlant, qu'il n'y a pas de sublimé dans ces pansements [1].

La cause est due à ce que la gaze et l'ouate, après avoir été lavées et mises au séchage, gardent sur leurs fibres les sels de chaux dissous dans l'eau ; or les sels calcaires transforment le bichlorure en sous-oxyde de mercure qui est insoluble [2].

3° ACIDE BORIQUE. — L'acide borique est peu coûteux, complètement inodore, d'une faible solubilité et d'un faible pouvoir antiseptique. Il serait trois fois moins actif que l'acide phénique et cent fois moins que le sublimé. La solution aqueuse destinée au lavage des plaies, ou à humecter les pièces de pansement, est saturée à la température ordinaire et contient environ 4 pour 100 d'acide borique.

Il est absolument inoffensif. On peut augmenter la solubilité de l'acide borique en y ajoutant $1^{gr},25$ de magnésie calcinée par 10 grammes d'acide mis en plus de la proportion habituelle. Lister a préconisé l'acide borique dans le traitement des plaies et des ulcères. On l'emploiera de la même façon que les solutions phéniquées ou les solutions de bichlorure de mercure.

1. Peccatte, *Sur les objets de pansement au sublimé* (*Répertoire de pharmacie*, Paris, juillet 1889, p. 289).
2. C. Vinay, *Manuel d'asepsie*, Paris, 1890, p. 271 et 272.

C'est à la solution boriquée, saturée ou non, qu'il faut avoir recours pour les lavages des régions oculaire, nasale, auriculaire, buccale, rectale et vésicale.

En chirurgie urinaire, on utilisera avec avantage la solution suivante :

Acide borique................... 50 grammes.
Borate de soude............... 5 à 18   —
Eau filtrée bouillie............ 1000   —

Si dans la chirurgie courante on utilise l'acide borique, on commencera par se tremper les mains dans la solution boriquée chaude à 4/100, après les avoir nettoyées avec de l'eau tiède, du savon et une brosse de crin.

Les aides imiteront ce *modus faciendi* et tremperont ensuite leurs mains et leurs avant-bras dans la solution boriquée chaude.

La surface opératoire sera pansée quelques jours avant l'opération avec des compresses de tarlatane bouillies dans la solution boriquée et recouvertes de taffetas gommé et d'une bande en tarlatane.

Au moment de commencer l'opération, ce pansement sera rapidement enlevé, puis on lavera à l'eau chaude, au savon et à la brosse toute la surface opératoire, et on la désinfectera ensuite avec la solution boriquée saturée.

Les instruments seront placés sans danger d'être altérés dans la solution boriquée, mais en prenant la précaution de ne les immerger dans cette solution que quand elle sera absolument bouillante.

Les compresses isolantes seront placées sur les

surfaces à opérer; mais on aura le soin de les faire bouillir au moins vingt-cinq à trente minutes dans la solution boriquée avant de s'en servir.

Il en sera de même des tampons d'ouate hydrophile servant à éponger la plaie, des fils à ligature ou à sutures (fils de soie et crins de Florence), des tubes à drainage et des compresses de tarlatane qui doivent servir au pansement.

Pendant l'opération, les mains du chirurgien et des aides devront être plongées à chaque instant dans des cuvettes contenant la solution d'acide borique.

Pour des plaies septiques, pour des surfaces suppurantes, quand on voudra faire un pansement humide, on n'aura qu'à prendre les compresses de tarlatane dans les bocaux pleins d'eau boriquée, au moyen d'une longue pince préalablement plongée dans l'eau boriquée bouillante, et à les placer après ébullition sur la surface malade, en les recouvrant de taffetas gommé ou de gutta-percha laminée. On appliquera par-dessus une couche d'ouate suffisamment épaisse pour protéger la plaie contre les germes atmosphériques, et l'on complétera le pansement par l'application d'une ou de plusieurs bandes de tarlatane humides, roulées autour de cette ouate.

Le même pansement pourra être employé pour des plaies non septiques, pour des surfaces opératoires bien suturées et bien drainées.

Ce pansement sera facile à préparer, il sera d'une application moins coûteuse que ceux vendus dans le commerce. Il sera donc précieux à la campagne.

Pourtant, quand on voudra faire un pansement

sec, le *lint* et l'*ouate hydrophile boriqués* mériteront d'être conservés.

Le *lint*, inventé par les Anglais, est un tissu de coton présentant une face lisse et l'autre filamenteuse. Quelquefois les deux faces sont villeuses. Ce tissu a l'avantage d'être très souple et nullement irritant. Il est vendu en longues pièces roulées qu'on taille suivant le besoin.

Le *boracic lint* est préparé en plongeant dans l'eau bouillante saturée d'acide borique des morceaux de *lint;* on les fait sécher et l'acide en excès cristallise dans le tissu ; ces cristaux très doux ne blessent pas les plaies sur lesquelles on applique le *lint*.

Le lint boriqué et l'ouate hydrophile boriquée constitueront un excellent pansement chez les enfants, le seul même à employer à cet âge où la peau absorbe avec la plus grande facilité, et où d'autres substances antiseptiques seraient par ce fait dangereuses.

Chez les adultes, ce pansement rendra aussi de grands services lorsque la gaze antiseptique phéniquée ou les compresses phéniquées ou trempées dans le bichlorure irriteront trop les téguments et provoqueront de l'érythème.

Pour empêcher le lint utilisé sec d'adhérer aux plaies, on le recouvrira de vaseline boriquée (voy. p. 38).

Le choix de l'antiseptique variera donc selon les indications et, souvent aussi, selon les habitudes du chirurgien.

Faisons remarquer que nous avons laissé de

côté, et à dessein, les pansements antiseptiques à l'acide salicylique, à l'acide picrique, etc., dès aujourd'hui à peu près abandonnés.

Adjuvants de l'antisepsie.

Les adjuvants de l'antisepsie les plus usités sont l'*iodoforme*, le *salol*, le *naphtol* ou le *salol camphré* et le *chlorure de zinc*.

On utilise aussi le *collodion antiseptique* iodoformé ou salolisé et différentes *pommades antiseptiques* dont nous donnerons plus loin les formules.

Iodoforme. — L'*iodoforme*, découvert en 1832 par Serullas, est un corps solide, cristallisé en lamelles, d'une couleur jaune citrin, d'une odeur pénétrante, qui se rapproche un peu de celle de l'iode.

Cette substance, étudiée par Bouchardat et Moretin, fut utilisée en chirurgie par Demarquay, qui l'associait au beurre de cacao, puis préconisée dans le pansement des plaies et des ulcères par Lallier, E. Besnier et S. Féréol.

Depuis, l'iodoforme est entré dans la pratique chirurgicale et a généralement donné d'excellents résultats en excitant la cicatrisation des plaies de mauvaise nature, des ulcères scrofuleux et syphilitiques. Outre cette action, l'iodoforme agirait comme anesthésique.

L'iodoforme est presque insoluble dans l'eau, les acides et les alcalis; facilement soluble dans l'alcool, l'éther, le chloroforme, les huiles essentielles et grasses. C'est son insolubilité dans l'eau qui lui donne une valeur exceptionnelle pour les pansements. On l'utilise sous forme de poudre, on le fixe aussi sur la gaze ou l'ouate.

Les *gazes iodoformées* que l'on trouve dans le commerce, et que les pharmaciens vendent dans un papier parcheminé, soi-disant à l'abri des germes atmosphériques, sont d'une pureté plus que douteuse. On les colore généralement avec de l'acide picrique, et l'iodoforme qu'elles contiennent est souvent en très faible quantité.

A l'hôpital Bichat (laboratoire de bactériologie), Lieffring, après bien d'autres expérimentateurs, est parvenu à obtenir des cultures en plaçant des morceaux de cette gaze dans des tubes contenant de la gélatine peptonisée, et dans des bouillons de bœuf stérilisés et peptonisés.

« Aussi, dans un grand service de chirurgie, conseillons-nous de faire préparer la *gaze iodoformée* par une personne de confiance. On l'obtiendra en imprégnant un pièce de 10 mètres de gaze hydrophile ou sans apprêt (préalablement désinfectée par l'ébullition), découpée en morceaux de 1 mètre, avec la solution suivante :

Iodoforme.......................	50 grammes.
Glycérine.......................	100 —
Éther	700 —

« On passera cette gaze au laminoir pour l'exprimer, puis on la suspendra en l'air dans une pièce isolée, obscure et chauffée à 30 degrés, pour la sécher. Elle sera ensuite conservée dans des boîtes de fer-blanc bien fermées [1]. »

Il faut aussi connaître la préparation des *tam-*

1. S. Pozzi, *Traité de gynécologie*, Paris, 1892, p. 13.

pons d'ouate iodoformés, si utiles en chirurgie courante et aussi en chirurgie gynécologique.

Pour fabriquer les tampons d'ouate iodoformés, il faudra se servir d'un mortier dans lequel on introduira l'iodoforme finement pulvérisé. On ajoutera un volume d'éther ordinaire double de celui occupé par l'iodoforme et l'on agitera avec le pilon. Le tampon sera trempé dans cette solution de manière à laisser sur un de ses côtés une petite quantité d'iodoforme. On pressera le tampon de façon à retirer le plus d'éther possible et on le laissera sécher sur un papier à filtre. On laissera évaporer pendant une heure ou deux la petite quantité d'éther restant sur le tampon et on ne l'emploiera que lorsqu'il sera parfaitement sec.

Dans les opérations sur le vagin, le col utérin, l'anus et le rectum, et sur tous les organes où l'on était obligé, autrefois, de renouveler fréquemment les pansements, l'iodoforme rend d'immenses services. Il possède une puissance de désinfection très grande : de la gaze ou des tampons d'ouate iodoformés peuvent être laissés en place plusieurs jours dans une plaie infectée, sans que celle-ci prenne aucune mauvaise odeur.

Salol. — Il contient 38 pour 100 d'acide phénique. Entièrement insoluble dans l'eau, il est en partie soluble dans l'éther et dans l'alcool. Le salol a de grandes analogies avec l'iodoforme, mais d'une façon générale il serait plus énergique comme antiseptique. On l'utilise sous forme de poudre; mais il a l'inconvénient de produire de l'érythème et n'est pas supporté par tous les sujets.

On a fait des *gazes*, du *lint* et de l'*ouate* au salol. Cette substance présente, en outre, l'avantage d'avoir une odeur agréable.

Pour des plaies opératoires, pour des surfaces suffisamment antiseptisées, lorsqu'il s'agira de pansements secs, on emploiera la poudre d'iodoforme ou de salol que l'on recouvrira, soit de gaze et d'ouate iodoformées ou salolées, soit de lint et d'ouate boriqués. Un rouleau d'ouate ordinaire et une bande de tarlatane humide compléteront le pansement.

Chlorure de zinc. — On se servait du chlorure de zinc, avant la méthode antiseptique, pour traiter les plaies de mauvaise nature et combattre la pourriture d'hôpital. En solution concentrée, c'est un caustique énergique.

Campbell de Morgan (1870), Roberts, Bardleben, Kocher, etc., ont cherché à en faire un vrai pansement antiseptique.

Lister, Volkmann, Kœnig et les chirurgiens français l'ont employé pour désinfecter les plaies très septiques à la dose de 1 gramme pour 10. C'est un agent germicide et un coagulant extravasculaire (Gosselin).

On devra se servir de cette solution au 10 pour laver les plaies très septiques avant de les suturer et de les drainer.

Socin, de Bâle, a recommandé, comme vernis protecteur des plaies aseptiques suturées, une pâte composée de 50/100ᵐ d'oxyde de zinc, 50/100ᵐ d'eau, et 1/5ᵉ ou 1/6ᵉ de chlorure de zinc.

Avec cette sorte de mastic, aucun autre pansement n'est nécessaire; il est donc précieux pour les plaies de la face ou de la tête.

Naphtol camphré. — Le *naphtol camphré* se prépare en triturant 15 grammes de naphtol β pulvérisé avec 30 grammes de camphre en poudre. Les deux poudres se liquéfient et donnent un produit sirupeux, brun jaunâtre quand le naphtol est impur, et couleur crème si le naphtol est pur.

Salol camphré. — Il en est de même du *salol*, qui, en présence du camphre, donne naissance à un liquide blanchâtre.

On le prépare en chauffant lentement dans une capsule parties égales de salol et de camphre pulvérisé. C'est un liquide sirupeux à odeur assez forte de camphre, beaucoup moins irritant que le naphtol camphré. Le salol camphré paraît donc devoir être préféré au naphtol camphré; il est employé surtout dans le pansement des ulcérations de la bouche, du pharynx ou du larynx, ainsi que dans certaines plaies et quand il s'agit d'applications intra-utérines.

Nous avons aussi utilisé avec avantage le *thymol camphré*, qui se prépare en triturant 1 partie de thymol pour 2 parties de camphre (formule spéciale). Les deux poudres se liquéfient et donnent lieu à un liquide assez limpide.

Ces diverses substances, placées sur des plaies qui suppurent à l'aide d'un tampon d'ouate hydrophile recouvert d'ouate antiseptique, assureront un excellent pansement.

Pommades antiseptiques. — Les *pommades* utilisées dans les pansements antiseptiques peuvent être faites à l'acide borique, à l'iodoforme, au salol, à l'acide phénique ou au sublimé.

La *vaseline* est la substance dans laquelle on incorpore aujourd'hui le plus volontiers les substances antiseptiques.

C'est un produit solide, gras et onctueux au toucher, remplaçant avec avantage le cérat; il est constitué par un mélange de carbures d'hydrogène liquides et solides. C'est un goudron convenablement purifié, résultant de la distillation du pétrole brut, distillation opérée pour en séparer les essences légères.

Substance incolore, transparente, inodore, insipide, la vaseline fond à 35 degrés, bout à 150 degrés et distille à 200 degrés; la vaseline ne peut jamais rancir; c'est ce qui fait qu'on la préfère à l'axonge comme excipient pour les pommades.

Les pommades à l'acide phénique, à l'acide borique, à l'iodoforme et au salol s'emploient à la dose de 30 grammes de vaseline pour 2 à 3 grammes de chacun de ces antiseptiques; la pommade au sublimé doit être ainsi formulée:

Vaseline...................... 30 grammes.
Sublimé..................... 1 centigramme.

Ces substances seront employées sur de la gaze phéniquée, iodoformée ou salolée, ou bien encore sur du lint boriqué.

Tiges de laminaire. Éponges préparées. — Lorsqu'on a besoin de dilater des trajets fistuleux, on se servira de *tiges de laminaire*, ou d'*éponges préparées*, que l'on aura laissées tremper, pendant un certain temps, dans la solution d'éther iodoformé au 10ᵉ. Au moment de les introduire dans le trajet fistuleux ou dans la cavité utérine, il sera bon de les enduire de vaseline iodoformée ou salolée.

Crayons antiseptiques. — Pour des plaies cavitaires profondes, des *crayons antiseptiques* sont quelquefois nécessaires.

Les crayons de sublimé se formulent de la façon suivante :

	gr.
Sublimé............................	0,50
Poudre de talc......................	25
Gomme adragante....................	1,50
Eau stérilisée. ⎱	q. s.
Glycérine..... ⎰	

Pour dix crayons.

Les crayons iodoformés se formulent ainsi[1] :

| Iodoforme pulvérisé........... | 20 grammes. |
| Gomme arabique............ ⎱ | |
| Glycérine................... ⎬ ââ 2 — |
| Amidon.................... ⎰ | |

Pour dix crayons.

(F. s. a. des bâtonnets de même calibre que des crayons de nitrate d'argent.)

Collodion. — Le *collodion*, découvert par J. P. Maynard, de Boston, est un produit d'un blanc jaunâtre, de consistance sirupeuse, insoluble

<hr>

1. R. V. Hacker, *Notice sur les procédés antiseptiques*, etc., trad. par J. Redard (*Rev. de chirurgie*, Paris, 1885, p. 58).

dans l'eau, et qu'on obtient par la dissolution de la *poudre-coton*, *fulmicoton*, *xyloïdine*, dans l'éther sulfurique alcoolisé.

Le collodion adopté par les hôpitaux aurait pour formule :

Pyroxyline	5	grammes.
Éther à 0,720.....................	75	—
Alcool à 90 degrés..............	20	—

Il contient $1/20^e$ de son poids de fulmicoton, est très fluide, ce qui permet de le manier facilement.

Le collodion est fortement adhésif, sèche en quelques secondes par l'évaporation de l'éther et peut être employé seul sur des solutions de continuité peu étendues. Le chirurgien tient les lèvres de la plaie rapprochées jusqu'à ce que le collodion, étendu sur les tissus à l'aide d'un pinceau, se soit desséché ; de cette manière la plaie est parfaitement réunie.

Malheureusement le collodion offre le grave inconvénient de se rétracter et d'exercer des tiraillements parfois fort douloureux. Pour éviter cet inconvénient, il faut utiliser de préférence le collodion rendu *élastique* au moyen de l'huile de ricin dans la proportion de 2 grammes pour 30 [1].

Plus fréquemment on trempe dans le collodion simple un tampon d'ouate, que l'on applique immédiatement sur les tissus. Cet appareil, dont

---

1. Pour plus de détails sur les préparations de collodion, consultez les articles du *Nouv. Dict. de méd. et de chirurg.*, t. VIII, p. 726, Paris, 1868, et du *Dictionnaire encyclopédique des sciences médicales*, 1re série, t. XIX, p. 13 et 16, Paris, 1877, et A. Bouchardat, *Nouveau formulaire magistral*, Paris, 29e édition, 1891, p. 460.

la solidité paraît due au feutrage des fibrilles de coton non dissoutes dans l'éther, peut être assez facilement enlevé si on le mouille avec de l'éther.

Collodions antiseptiques. — Pour rendre le collodion antiseptique, il suffit de lui incorporer de l'iodoforme ou du salol.

Le collodion iodoformé, que l'on emploie généralement à 10 pour 100, a l'inconvénient d'être caustique à bref délai, à cause de l'iode qui est mis en liberté et de la rapidité avec laquelle se forment l'acide et l'éther iodhydriques, sous l'influence de la lumière et de la chaleur.

Le collodion au salol, que nous recommandons, a pour formule :

Éther à 56 degrés	225	grammes.
Alcool à 90 degrés.............	25	—
Coton-poudre	10	—
Salol.........................	15	—

On l'appliquera sur un petit carré de lint ou sur de l'ouate hydrophile.

D'une façon générale, on ne se servira de collodion que pour des plaies qui ne seront pas septiques. Pour des plaies primitivement infectées, il deviendrait dangereux, et ce serait en quelque sorte renfermer *le loup dans la bergerie*, que d'occlure, sous une couche de collodion, une plaie qui aurait été inoculée.

MARCHE A SUIVRE DANS LES PANSEMENTS ANTISEPTIQUES. — Le premier pansement, pour les plaies réunies, doit rester en place au moins pendant huit jours, quelquefois quinze jours.

On doit le changer plus tôt si le malade a de la fièvre ou si le pansement est souillé.

Lors du renouvellement du pansement, le chirurgien se lavera et se désinfectera les mains, les ongles et les avant-bras de la même façon que s'il s'agissait de faire l'opération elle-même.

Il aura près de lui, dans des cuvettes également désinfectées, les solutions antiseptiques (solutions forte et faible) dont il aura fait choix, dans d'autres cuvettes, les tampons-éponges ; les instruments qui lui seront nécessaires (ciseaux, pince à anneaux, pince de Lister, pince à disséquer) seront plongés dans la solution antiseptique choisie, contenue dans un plateau. Près du chirurgien sera un bassin, destiné à recevoir les pansements souillés ; à sa portée seront des bocaux contenant les uns des drains, les autres les matériaux de pansement.

Les bords de la plaie devront être essuyés plutôt que lavés avec la solution antiseptique choisie. Pas d'injections dans les drains, ni de lavages sur la ligne de réunion. Le drain devra être retiré, puis nettoyé, soit dans la solution de bichlorure au 1000°, soit dans l'eau phéniquée forte, et remis en place ; on peut le remplacer par un drain de calibre inférieur

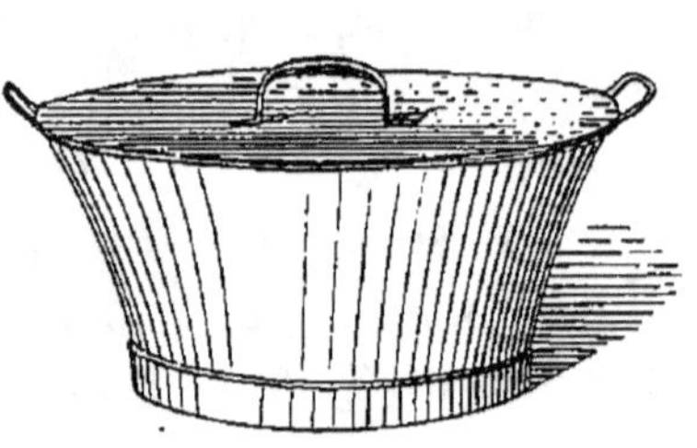

Fig. 9. — Récipient en zinc avec couvercle destiné à recevoir les pansements sales.

ou bien même il doit être supprimé suivant les cas.

Mêmes précautions de propreté minutieuse

pour les second et troisième pansements que pour le premier.

Il faut éviter à tout prix une *inoculation septique post-opératoire*. Tout pansement souillé doit être, soit brûlé immédiatement, soit placé dans un baquet de zinc ou de fer-blanc bien fermé, ne servant qu'à cet usage (fig. 9), puis détruit ensuite par le feu.

Inconvénients des substances antiseptiques. — Les substances antiseptiques offrent différents inconvénients. Elles provoquent des accidents, soit locaux, soit généraux, lorsqu'elles ne sont pas maniées avec prudence; aussi ne peuvent-elles s'employer en chirurgie avec le même sans-gêne que dans les expériences bactériologiques.

De plus, si elles agissent sur la plupart des microbes pathogènes, elles n'ont pas d'effet complet sur tous, et surtout n'agissent pas sur leurs spores. Aussi nous laissent-elles en quelque sorte désarmés contre ces agents d'infection retardée.

Les recherches expérimentales d'Arloing et Cornevin, de Courboulès[1], de Truchot[2], celles de Lieffring et les nôtres nous ont montré qu'aucune des substances antiseptiques précédentes ne peut être considérée comme ayant une action destructive absolue des microbes et des spores.

« Ensuite, les substances antiseptiques exercent sur les surfaces traumatiques une action irritante

1. P. J. Courboulès, *Contribution à l'étude de la nature et de la prophylaxie de la septicémie gangreneuse*, Thèse de Lyon, 1883.
2. Truchot, *Étude expérimentale sur le virus de la septicémie puerpérale*, Thèse de Lyon, 1884.

dont les effets, signalés par Lister lui-même, se traduisent par un suintement séro-sanguinolent post-opératoire, quelquefois considérable, qui imprègne, traverse rapidement les pièces de pansement et nécessite leur fréquent changement [1]. »

« De plus les tissus modifiés de la plaie cautérisée sont privés de leur arme de défense contre les microbes. Les études de ces dernières années ont fait ressortir, en effet, que le corps animal ne subit point passivement l'invasion des bactéries, comme le fait le bouillon du bactériologiste, mais qu'il existe un antagonisme très actif, une espèce de guerre entre les bactéries et l'organisme vivant ; pour être encore peu connus, les procédés que ce dernier emploie dans cette lutte n'en sont pas moins très intéressants, et jouent certainement un rôle considérable dans la guérison de toutes les maladies infectieuses [2]. »

Les beaux travaux du professeur Ch. Bouchard nous paraissent avoir suffisamment démontré le mécanisme de cette lutte de l'organisme contre l'infection [3].

Enfin, les antiseptiques présentent parfois de sérieux dangers, surtout chez les sujets porteurs de lésions rénales (néphrites interstitielles ou parenchymateuses). Nous ne passerons pas ici en

1. Gross, *De l'asepsie et de l'antisepsie opératoires* (*Revue médicale de l'Est*, 18e année, t. XXIII, p. 98, Nancy, 1891).

2. E. Kummer, *Quelle est actuellement la méthode la meilleure et la plus pratique d'asepsie opératoire?* (*Revue médicale de la Suisse romande*, n° 8, Genève, 20 août 1890).

3. Ch. Bouchard, *Les microbes pathogènes*, 1 vol., Paris, 1892.

revue tous les accidents attribuables à l'emploi chirurgical de ces substances ; nous renverrons le lecteur à l'excellent travail du docteur F. Brun sur ce sujet [1].

Nous ne saurions donc trop recommander d'user des antiseptiques avec précaution, de les employer à doses faibles, et de ne les utiliser que chez les malades primitivement infectés.

---

1. F. Brun, *Les accidents imputables à l'emploi chirurgical des antiseptiques*, Thèse d'agrégation en chirurgie, Paris, 1886.

CHAPITRE III

De la méthode aseptique.

« Il semble que les tendances de la chirurgie contemporaine soient portées vers l'asepsie de préférence à l'antisepsie, et qu'on cherche à supprimer les germes avant l'intervention opératoire, plutôt que d'avoir à les combattre par la suite[1]. » Pourtant ces deux méthodes ne peuvent être employées indifféremment; en effet, toute opération pratiquée, sur ou dans une région infectée primitivement, nécessitera de préférence l'emploi de la méthode dite antiseptique. Par contre, à l'antisepsie on pourra substituer l'asepsie, toutes les fois que la région sur laquelle on interviendra sera indemne de toute inoculation septique[2], de toute infection primitive.

Quoi qu'on en ait dit, l'asepsie et l'antisepsie sont choses fort différentes et ont en clinique leurs indications spéciales.

En principe, il serait juste de placer l'asepsie au-dessus de l'antisepsie, parce qu'elle n'entraîne pas l'utilisation de substances toxiques pour l'or-

1. C. Vinay, *Manuel d'asepsie*, Paris, 1890, Préface, p. VI.
2. F. Terrier, *Congrès de l'Association française pour l'avancement des sciences*, session de Limoges, 1890, p. 269, et M. Baudouin, *Asepsie et antisepsie à l'hôpital Bichat*, Paris, 1890, p. 45.

ganisme. Il est vrai que ces dernières, employées en petites quantités ou sous forme de solutions faibles, sont généralement incapables de produire une intoxication générale; elles peuvent toutefois affecter d'une façon fâcheuse les organes destinés à leur élimination, nous voulons parler des reins[1].

Comme, d'ordinaire, les tissus vivants, non infectés, ne contiennent aucune sorte de microbes pathogènes, l'antisepsie ne serait en réalité qu'un aveu de l'impuissance de mettre sûrement la plaie à l'abri d'agents nocifs qui ne devraient jamais arriver à son contact.

La méthode aseptique consiste donc à réaliser la stérilisation, non de la plaie elle-même, mais de tous les objets qui viennent à son contact.

D'une façon générale, il faut ne se servir que d'eau filtrée bouillie ou stérilisée pour l'immersion des mains, pour la stérilisation du champ opératoire et pour les lavages de la plaie.

Les instruments, les fils à ligatures ou à sutures, les drains sont soit bouillis, soit stérilisés à l'étuve sèche ou à l'autoclave.

Le pansement consiste en ouate ou en gaze stérilisées à l'autoclave, recouvertes d'une bande en gaze ou en flanelle stérilisées aussi suivant le même procédé. Mais, pour être bien compris, de plus amples détails sont nécessaires.

Voici comment on utilisera cette méthode aseptique dans un établissement hospitalier où l'on peut disposer de toutes les ressources possibles; nous examinerons ensuite la façon de procéder en sui-

---

1. F. Brun, *loc. cit.*

vant cette méthode, soit en ville, soit à la campagne, où les ressources matérielles sont plus limitées.

Précautions à prendre avant les opérations pratiquées par la méthode aseptique.

Ces précautions consistent à réaliser :

1° La désinfection du milieu dans lequel on opère ;

2° La désinfection du malade : asepsie cutanée pré-opératoire ;

3° La désinfection du chirurgien et des aides : nettoyage des mains et des avant-bras ; asepsie des blouses, des serviettes, des tabliers ;

4° La stérilisation de l'eau ;

5° La stérilisation des instruments et des plateaux qui les contiennent ;

6° La stérilisation des compresses, des tampons-éponges, des fils à ligatures et à sutures, des drains ;

7° La stérilisation des objets de pansement.

Ces précautions sont indispensables pour arriver à une protection vraiment sûre de la plaie, en l'abritant, non seulement contre les microbes septiques et pyogènes, mais contre tous les microbes ; en un mot, pour obtenir une *asepsie absolue.*

1. — Asepsie de la salle d'opérations.

Une salle d'opérations doit être *des plus simples,* dépourvue de rideaux, de tentures, de nattes, de tapis, etc., où la poussière puisse se loger. « L'éclairage de la salle doit être complet, il ne doit pas y avoir de coins obscurs; sans cela, il n'y a plus de surveillance possible pour la propreté nécessaire[1]. » Ajoutons qu'après la lumière solaire, le meilleur éclairage est celui que fournit la lumière électrique; il serait bon, par conséquent, d'avoir quelques becs électriques, surtout quand, pour une opération urgente, on est appelé au milieu de la nuit.

La salle opératoire doit être facile à ventiler et à chauffer. Notons que l'appareil de chauffage doit autant que possible avoir son foyer en dehors de la salle, de façon à ne pas produire de poussières.

Il faut que le nettoyage de cette salle soit simple et efficace; pour cela, les murs revêtus de stuc ou peints à l'huile et en couleur claire ou mieux en blanc, nous paraissent préférables.

Le sol revêtu de ciment est certainement le plus facile à nettoyer, surtout si ce sol présente un plan légèrement incliné; on pourra de cette façon le laver à grande eau, au moyen d'une lance; un orifice, pratiqué dans un des coins déclives de la salle et aboutissant à un tuyau de vidange disposé en siphon, facilitera l'écoulement des eaux sales.

Un lavabo permettant un lavage irréprochable des mains, une évacuation facile et complète des liquides et point de stagnation des résidus, doit être installé dans la salle d'opérations; à défaut de lavabo, une pierre d'évier en grès verni ou en faïence peut être facilement utilisée pour l'évacuation des eaux provenant des cuvettes dont on se sera servi.

1. J. L. Championnière, *Bulletin médical*, Paris, 1890, p. 318.
TERRIER et PÉRAIRE. — Antis. chirurg.   4

J. L. Championnière, opérant avec succès à l'hôpital Saint-Louis, dans des baraques de bois primitivement infectées par des cholériques et des varioleux, a bien démontré qu'il est facile à tout chirurgien de désinfecter sans frais considérables toute salle qui est mise à sa disposition.

Avant toute opération, il est indiqué de pulvériser dans la salle une certaine quantité de vapeur d'eau de façon à faire tomber toutes les poussières. Dans certains amphithéâtres, un générateur de vapeur est, dans ce but, à la disposition du chirurgien et il lui suffit d'ouvrir un robinet pour obtenir cette asepsie de l'atmosphère de la salle avant les opérations.

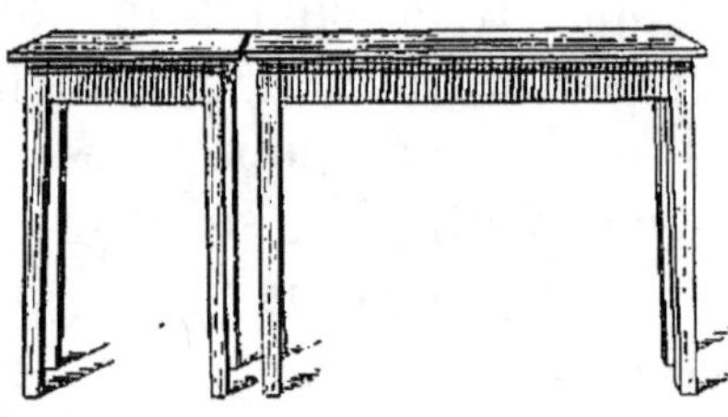

Fig. 10. — Lit d'opération constitué par deux tables juxtaposées dans leur longueur.

La table d'opérations doit être des plus simples, en bois ou en fer peint et verni ; sur elle doit être placé un matelas en moleskine facile à nettoyer.

A l'hôpital Bichat, on se sert comme lit d'opération de deux tables en bois, peintes en blanc, juxtaposées dans leur longueur (fig. 10). Chacune d'elles est construite le plus simplement possible. L'une est moins longue que l'autre ; la plus grande présente 1^m,20 de longueur et la plus petite 60 centimètres. Chacune mesure 60 centimètres de largeur et 93 centimètres de hauteur. En les éloignant l'une de l'autre, il est facile, par la position que l'on donne aux malades, de faire aisément tous

les pansements, toutes les opérations, et de rouler
les bandes sans aucune difficulté. Pour les opérations pratiquées sur l'abdomen, on utilise le plan
incliné.

Les tables sur lesquelles on mettra les plateaux
contenant les instruments peuvent être recouvertes, soit d'une toile cirée blanche, soit mieux
d'une plaque de verre ou de faïence. Ces tables

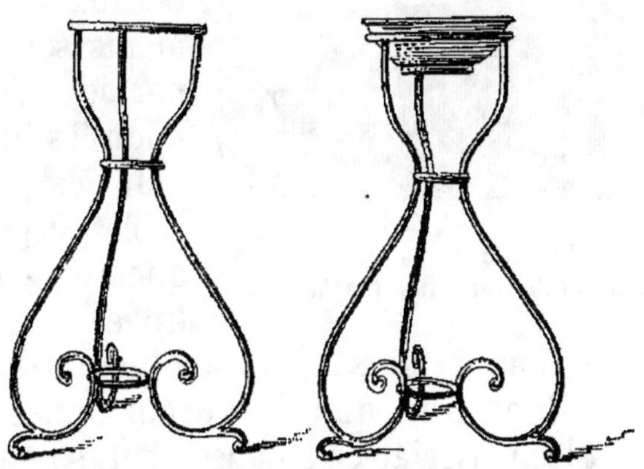

Fig. 11. — Trépieds en fer peints en blanc destinés à recevoir les
cuvettes pleines d'eau stérilisée.

seront peintes de couleur claire ; le plus simple est
de les peindre en blanc, ainsi que les trépieds sur
lesquels on placera les cuvettes destinées à l'immersion des mains de l'opérateur et des aides (fig. 11).

Les plateaux destinés à recevoir les instruments
et l'eau stérilisée seront en tôle émaillée ou en
nickel pur (fig. 12). Ils pourront être placés sur
les appareils à gaz et leur stérilisation sera des plus
faciles ; ces appareils à gaz pourront être installés
sur des tablettes disposées contre le mur.

Un filtre Pasteur permettra d'avoir l'eau filtrée en

permanence. Une étuve au gaz permettant le chauffage du linge sera dans un des coins de la salle ;

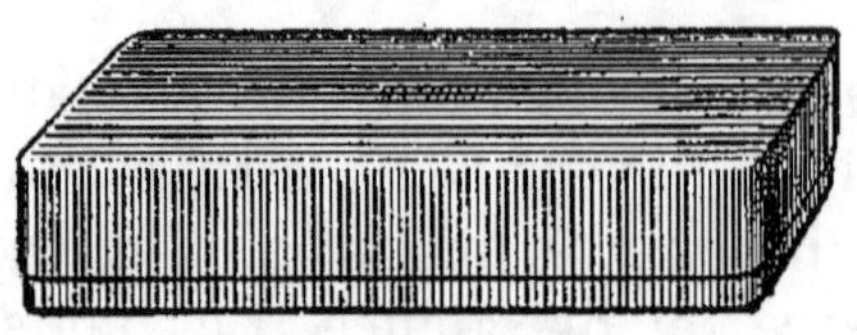

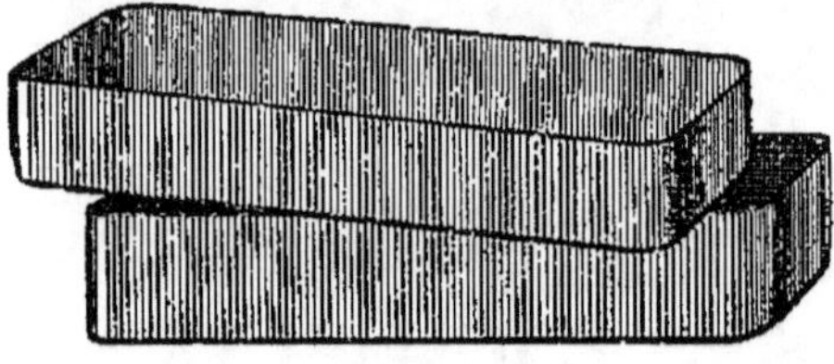

FIG. 12. — Plateaux pour instruments pouvant s'emboîter l'un dans l'autre.

des étagères disposées contre le mur et contenant des flacons renfermant de l'eau stérilisée et les bocaux à pansements seront à la portée de la main, selon les besoins.

Il est préférable cependant que le chauffe-linge, le filtre Pasteur et l'appareil servant à obtenir de l'eau filtrée bouillie, ainsi que les bocaux ou les boîtes contenant les matériaux de pansement, soient dans une pièce voisine de la salle d'opérations, plutôt que dans celle-ci. Il serait désirable de pouvoir disposer, dans un hôpital, de deux salles d'opérations, l'une réservée aux opérations aseptiques, l'autre portant sur des plaies infectées.

2. — Désinfection du malade. — Asepsie des brosses. Asepsie cutanée pré-opératoire.

La brosse en crin joue un rôle important, aussi bien dans le nettoyage de la peau du malade que dans celui des mains du chirurgien et des aides. Combien, dans la pratique, néglige-t-on les soins de propreté à donner à cette brosse, puisque à l'hôpital et en ville elle sert indifféremment pour les mains du chirurgien, pour la peau du patient, et qu'elle est ainsi en contact avec toutes sortes d'impuretés : vaseline, sang, urine, pus. Après s'en être servi, elle est déposée sur une table-toilette ; elle devient alors un vrai nid d'infection.

Nous ne saurions donc trop insister sur la façon de maintenir aseptiques ces brosses. Il est bien entendu que ce n'est pas la même brosse qui doit servir pour le patient et pour le chirurgien ; il faut en avoir un certain nombre à sa disposition et les étiqueter de la sorte : brosses pour le chirurgien et ses aides ; brosses pour une peau infectée [1], ou non infectée.

Il faut laisser immerger continuellement ces brosses dans un bocal contenant de l'eau bouillie. Au moment de s'en servir, il sera bon de les faire bouillir dans une solution de carbonate de soude à 1/100 ; même procédé après s'en être servi.

Peau non infectée. — C'est le seul cas que nous ayons à considérer ici, toute peau infectée étant justiciable des méthodes antiseptiques ou mixtes. On ordonnera :

1° De grands bains simples savonneux ;

2° Après le dernier bain, la peau sera savonnée, brossée vigoureusement avec la brosse de crin, puis rasée ; il faut supprimer tous les poils qui pourraient gêner l'action des instruments, outre qu'ils constituent, pour les germes, des points d'attache dont il est difficile de les déloger. On doit faire

---

1. C'est ainsi qu'elles sont étiquetées à la consultation chirurgicale de l'hôpital Bichat.

agir le rasoir sur une surface qui dépasse très notablement le champ opératoire.

Certaines régions, telles que l'ombilic, exigent des soins tout spéciaux; il faut savonner et frotter d'abord la dépression ombilicale, où s'accumulent très facilement les débris épithéliaux. On la maintiendra déplissée au moyen d'une pince hémostatique de Kocher, avant de passer au lavage des parties circum-ombilicales;

3° Des compresses de gaze stérilisée sont ensuite appliquées sur le champ opératoire; on les recouvre de taffetas gommé, d'ouate et d'une bande de tarlatane humide.

Ce pansement reste en place un ou deux jours avant toute intervention, avec défense expresse au malade de le défaire. Il est facile de comprendre qu'il amène la macération de la couche épidermique et en permet l'enlèvement plus facile immédiatement avant d'opérer.

Au moment de l'opération, on désinfectera le champ, sur lequel on va intervenir, avec du savon et de l'eau filtrée et bouillie ou mieux encore stérilisée à l'autoclave. On le frottera ensuite avec un tampon d'ouate stérilisée imprégné d'éther.

On voit donc que, pour ce qui regarde l'asepsie de la région à opérer, il est facile de la faire partout.

3. — Asepsie du chirurgien et de ses aides. Désinfection des mains et des avant-bras. — Asepsie des blouses, des serviettes, des tabliers.

L'opérateur et ses aides ne doivent jamais perdre de vue que toutes les précautions destinées à empêcher une infection resteraient nulles, s'ils n'évitaient scrupuleusement de se rendre eux-mêmes des agents de contamination.

Avant toute intervention, ils ne doivent avoir mis les pieds ni dans une salle d'autopsie, ni dans une salle de malades; ils ne doivent avoir fait aucun pansement, ni pratiqué de toucher vaginal ou rectal.

Toute opération aseptique doit, bien entendu, être faite la première. Une opération chez un malade suppurant empêche le chirurgien de toucher ensuite à une plaie aseptique.

Les vêtements ordinaires contiennent des germes rapportés un peu de tous côtés; aussi est-il indiqué de déposer pardessus, veste et chapeau dans un vestiaire spécial, avant d'entrer dans la salle d'opérations. Quelques chirurgiens font en outre revêtir des blouses aux personnes qui assistent à l'opération pratiquée par la méthode aseptique.

Le chirurgien et ses aides doivent revêtir une blouse de toile à manches coupées au-dessus du coude, blouse recouvrant les jambes et le tronc. Ces blouses doivent être changées tous les jours; avant de les reprendre, on ne doit pas se contenter de la simple lessive, mais, si possible, on doit les stériliser à l'étuve sèche et ne les en retirer qu'au moment de s'en servir.

Les tabliers de toile blanche seront traités de la même façon.

Le fait d'avoir les avant-bras découverts oblige à une asepsie minutieuse de cette région, et l'on n'aura pas à craindre l'infection des habits par les liquides provenant du malade.

Il ne faut pas que les ongles, par leur longueur

et leur malpropreté, puissent mettre le malade en danger. On veillera donc, avant tout, à les tenir suffisamment courts.

On commence par les nettoyer à sec avec un cure-ongle ; on les dépouille soigneusement de toutes les saletés apparentes en grattant à plusieurs reprises les espaces sous-onguéaux. Mains et avant-bras doivent être ensuite lavés à l'eau chaude et au savon, puis brossés pendant trois ou quatre minutes au moyen de la brosse dure ; la pierre ponce peut être utilisée pour enlever les germes contenus dans les replis de l'épiderme ; puis, pendant quelques minutes, on fait passer un courant d'eau stérilisée sur les mains et les avant-bras ainsi nettoyés.

On les plonge et on les laisse immerger ensuite pendant un certain temps dans de l'eau filtrée bouillie ; enfin on termine par un essuyage des plis des doigts et de la sertissure des ongles au moyen d'une compresse humide stérilisée à l'autoclave.

Lorsque les mains ont été désinfectées, elles ne doivent plus toucher à quoi que ce soit. Il faut prendre soin de ne pas les porter au visage, ni aux cheveux qui doivent être taillés courts ainsi que la barbe, ni au tablier, aux serviettes ou aux draps voisins. Ce serait autant de fautes commises, autant d'occasions de réinfection.

Il faut avoir soin de ne s'essuyer les mains qu'avec des compresses stérilisées et pendant l'intervention il faut les immerger souvent dans les cuvettes placées sur les trépieds, non loin de la table d'opérations, cuvettes qui doivent être remplies d'eau stérilisée simple. Si, à défaut de tré-

pieds, des infirmiers ou des infirmières sont char-
gés de faire passer les cuvettes, le chirurgien et
ses aides doivent veiller à ce qu'ils n'y plongent

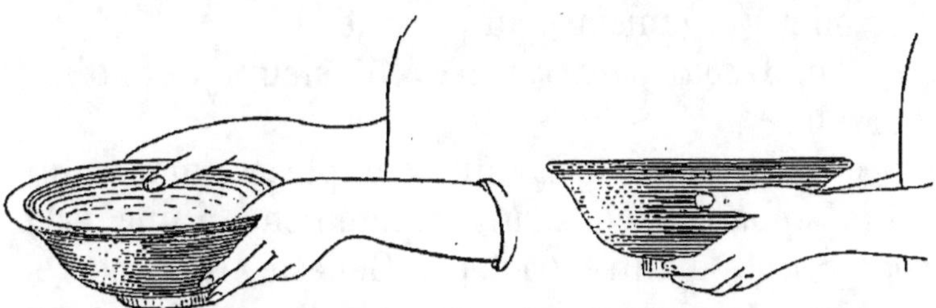

FIG. 13. — Façon défectueuse de présenter une cuvette. Danger d'infection du liquide par les doigts.

FIG. 14. — Procédé
rationnel.

pas les pouces, comme dans la figure 13; mais ils
doivent exiger qu'ils présentent les cuvettes en les
soutenant sur leurs mains (fig. 14).

4. — Stérilisation de l'eau.

Le docteur Marcel Baudouin a bien indiqué les
différents procédés de stérilisation de l'eau[1]; nous
lui empruntons en partie ce qui suit :

« L'eau qui sert aux usages chirurgicaux doit
être aseptique, absolument comme celle qui, dans
les pharmacies, devrait être employée pour préparer les diverses solutions médicamenteuses pour
injections sous-cutanées (cocaïne, morphine, etc.).

« Existe-t-il actuellement des procédés réellement pratiques sur lesquels on puisse compter
pour obtenir ce résultat?

1. M. Baudouin, *L'asepsie en chirurgie* (*Gazette des hôpitaux*,
Paris, 29 août 1891, n° 100, 64° année, p. 929).

« En réalité, il n'y en a que trois qui méritent de fixer l'attention :

« *a*. Les *filtres*, qui arrêtent mécaniquement les micro-organismes au passage.

« *b*. L'*ébullition répétée* à plusieurs jours d'intervalle ;

« *c*. Les *appareils* plus complexes, mais plus sûrs, appareils construits récemment, d'une part par Sorel, d'autre part par Geneste, Herscher et Rouart, et qui détruisent, à l'aide de la *chaleur* sous pression, tous les microbes contenus dans l'eau.

« Actuellement le filtre Chamberland est installé dans le plus grand nombre des nouvelles salles d'opérations de Paris et de province ; bornons-nous à rappeler qu'il fonctionne à l'hôpital Bichat depuis fort longtemps.

« Quant aux appareils stérilisateurs proprement dits, il n'y a encore à Paris qu'une ou deux salles d'opérations qui en soient pourvues. L'appareil Sorel fonctionne au Dispensaire I. Péreire, à Levallois-Perret ; celui de Geneste, Herscher et Rouart est installé dans le service du professeur Tarnier à la Clinique d'accouchements. »

a. FILTRES. — *Filtre Chamberland, système Pasteur*. — Tout le monde, aujourd'hui, connaît le filtre Chamberland, qui est une application des plus utiles de la théorie de Pasteur (fig. 15 et 16) ; et nombre de personnes, à Paris du moins, en ont installé dans leurs offices et dans leurs cuisines.

Ce filtre se compose d'un tube en porcelaine dégourdie, fermé à l'un des bouts, et portant à l'autre extrémité une bague émaillée, percée d'un trou, pour l'écoulement de l'eau.

Cette *bougie filtrante*, ayant en général 20 centimètres de longueur et 25 millimètres de diamètre, se place dans un tube métallique muni d'un robi-

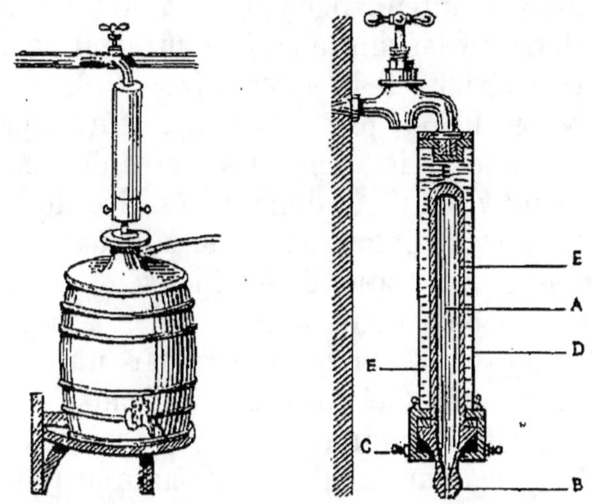

Fig. 15 et 16. — Filtre Chamberland. — A, bougie de porcelaine à travers laquelle filtre l'eau; B, ouverture de la bougie par laquelle sort l'eau filtrée; C, écrou maintenant la bougie dans le tube métallique; D, tube en métal renfermant la bougie; E, espace rempli par l'eau à filtrer.

net qui se soude sur la conduite d'eau. Un écrou que l'on serre à la main permet, grâce à une rondelle de caoutchouc placée sur la bague émaillée, de faire un joint hermétique entre le tube métallique et la *bougie filtrante*. Lorsqu'on ouvre le robinet, l'eau remplit l'espace clos et, sous l'influence de la pression, filtre lentement à travers la porcelaine (fig. 15 et 16).

Le nettoyage de ce filtre est extrêmement simple.

La filtration de l'eau se faisant de l'extérieur à l'intérieur de la bougie, il en résulte que la surface extérieure de la bougie est seule souillée. Il suffit donc de retirer la bougie et de la brosser énergiquement. De plus, la bougie étant tout entière en porcelaine, on doit la plonger dans l'eau bouillante et l'y maintenir pendant cinq à dix minutes pour détruire les microbes qui auraient pu s'attacher à l'extérieur de la paroi.

Mais ces filtres présentent plusieurs inconvénients : en premier lieu, les pores des bougies s'obstruent vite; il est donc nécessaire de les démonter souvent pour les brosser à la main, et, par ce fait seul, on risque de les briser.

Autre inconvénient : comme il est préférable de n'employer les bougies que par unités pour avoir une bonne stérilisation de l'eau[1], il arrive que la filtration étant assez lente, on n'obtient pas toujours une quantité d'eau suffisante surtout dans un service de chirurgie un peu actif.

Filtre Maillé. — L'aérifiltre Maillé (fig. 17) est analogue au filtre Chamberland. Comme dans ce dernier, les bougies sont en kaolin; mais le récipient qui les engaine, au lieu d'être en métal, est en verre, ce qui offre l'avantage de permettre de constater *de visu* si les bougies sont sales ou ne le sont pas.

De plus, la bougie étant creuse (fig. 18), la filtration de l'eau s'opère de l'intérieur à l'extérieur

---

1. Dor, *De la stérilisation de l'eau par le filtre Chamberland* (*Lyon médical*, 9 juin 1889, n° 23, p. 178).

de la bougie ; il en résulte qu'il faut nettoyer au moyen d'un écouvillon la surface interne de celle-ci. On doit toujours compléter le nettoyage des bougies par une ébullition de celles-ci dans l'eau.

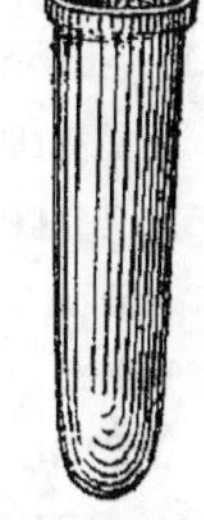

FIG. 18.
Bougie creuse
du filtre
Maillé.

Filtre Garros. — Le filtre F. Garros, fabriqué aussi par Maillé (fig. 19 et 20), est en porcelaine d'amiante. Il existe sous forme de bougies ou de ballons, ayant les uns une capacité d'environ 10 centimètres cubes (petit modèle), les autres une capacité de 100 centimètres cubes (grand modèle).

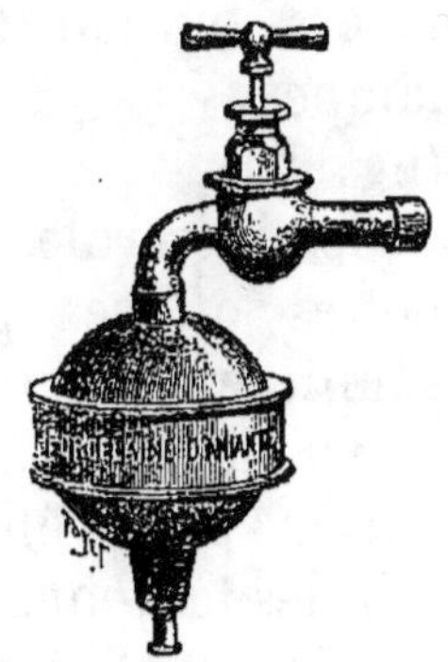

FIG. 17.
Aérifiltre Maillé.

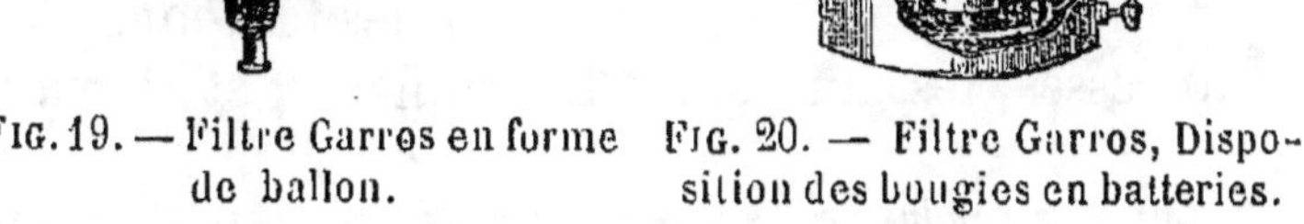

FIG. 19. — Filtre Garros en forme de ballon.

FIG. 20. — Filtre Garros, Disposition des bougies en batteries.

Chaque filtre est entouré d'une gaine métallique, pouvant s'enlever facilement pour le nettoyage du filtre; comme le filtre Pasteur, la filtration de l'eau se fait de l'extérieur à l'intérieur de la bougie ou du ballon. Pour avoir un débit d'eau considérable, on peut disposer les bougies en batteries (fig. 20).

La multiplicité, la régularité et la petitesse des pores de la porcelaine d'amiante expliquent sa rapidité de filtration et son impénétrabilité par les micro-organismes[1].

Même procédé de nettoyage et de désinfection que pour les filtres précédents.

b. Ébullition simple. — Il est facile d'installer des casseroles, des boîtes métalliques ou de simples

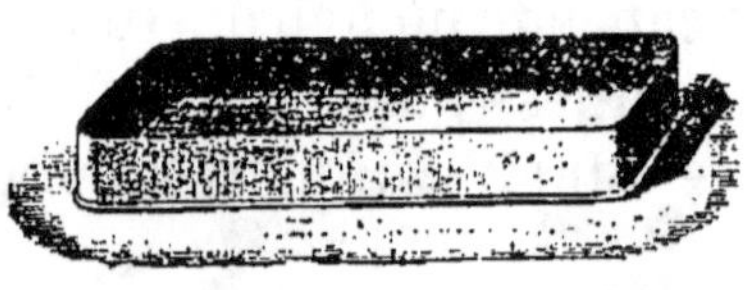

poissonnières en fer émaillé que l'on remplit d'eau filtrée et que l'on place sur un fourneau à gaz à deux foyers ou sur deux lampes à alcool (fig. 21).

Ces casseroles, ces boîtes ou ces poissonnières peuvent servir, les unes à stériliser par l'ébullition les tampons, les compresses, les autres, les instruments, et fournir

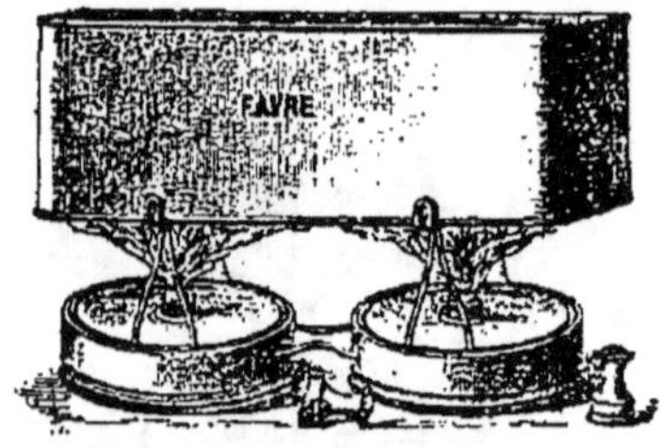

Fig. 21. — Simple stérilisateur à eau bouillante.

----

1. *Comptes rendus de l'Académie des sciences*, t. CXIII, n° 24, séance du 14 décembre 1891, et *Bulletins de l'Académie de médecine*, séance du 9 février 1892.

toute l'eau stérilisée nécessaire pour les lavages et les pansements quand il s'agit de petites opérations.

C'est ainsi qu'à la consultation externe de l'hôpital Bichat[1], nous avons disposé ces récipients et ces fourneaux à gaz sur une paillasse de faïence blanche que surmonte une hotte en fer. Un bec de gaz allumé à la partie supérieure de la hotte détermine la production d'un courant d'air vers l'extérieur, courant qui entraîne la vapeur au dehors.

c. ÉBULLITION RÉPÉTÉE. — Certains chirurgiens, pour plus de garantie, font *bouillir à plusieurs reprises*, dans des récipients *ad hoc*, l'eau déjà filtrée. C'est ce qui a lieu à l'hôpital Bichat dans le service de F. Terrier, où l'on n'emploie, depuis plusieurs années, que de l'eau filtrée bouillie.

Appareil à stériliser l'eau à l'hôpital Bichat (fig. 22). — L'appareil dont on se sert[2] est le suivant : Le tuyau qui amène l'eau est muni d'un robinet (*b*); puis il pénètre (A) dans une bougie du filtre Chamberland (F). L'eau, ainsi filtrée, tombe dans un barillet de verre (B), à l'aide d'un tube de verre (I) raccordé avec un tube en

---

1. F. Terrier, *Consultations externes et statistique des opérations de l'hôpital Bichat pendant l'année* 1891, in *Progrès médical*, Paris, 26 mars 1892, n° 13, p. 233, et tirage à part.

2. M. Baudouin, *Asepsie et antisepsie à l'hôpital Bichat*, Paris, 1890, p. 25 et suivantes.

caoutchouc. Ce barillet possède deux voies de dégagement. L'une, inférieure, correspond à un robinet (*c*) ; celui-ci, ouvert, fournit de l'eau filtrée qui s'échappe au-dessus d'un lavabo (L), pourvu lui-même d'un robinet à eau froide (*a*) non stérilisée, arrivant là par un branchement (I) greffé sur la conduite d'eau principale (E'). L'autre voie de dégagement du barillet de verre est supérieure (M) et l'eau s'en échappe, quand ce barillet est trop plein, pour se rendre ensuite dans l'appareil destiné à fournir l'eau filtrée bouillie et situé à côté (C), par l'intermédiaire des tubes M et N.

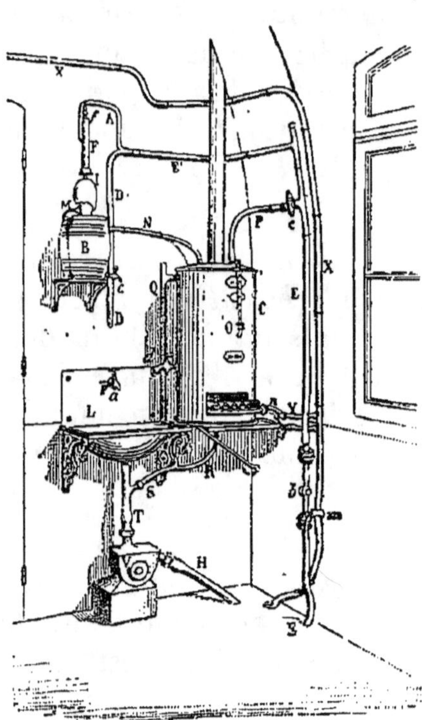

Fig. 22. — Appareil destiné à stériliser l'eau à l'hôpital Bichat.

Ces différentes pièces : bougie Chamberland, barillet, etc., sont toutes démontables et faciles à nettoyer. L'ouverture supérieure du barillet (celle d'entrée de l'eau) est obturée avec une collerette d'ouate stérilisée. Le raccord entre le barillet et l'appareil à chauffer l'eau se fait au moyen d'un tube de caoutchouc (M) entrant sans frottement dans le tuyau d'alimentation (N); mais, encore ici, l'interstice est comblé par de l'ouate stérilisée.

Le *réservoir d'eau* (C), muni d'un flotteur qui indique s'il est vide ou plein (O), est chauffé au gaz (Y). Il fournit, par le robinet (*d*), de l'eau bouillante qui a déjà été purifiée par le filtre Chamberland (F, B, N)[1]. Le conduit Q sert à l'écoulement de l'eau du réservoir, quand elle arrive en trop grande abondance; c'est une voie de dégagement. Le tuyau R permet de vider complètement; quand on le désire et pour le nettoyage, l'appareil en question. Le tuyau Z, avec robinet (*p*), conduit le gaz à l'allumeur du fourneau à gaz, alimenté lui-même par le tuyau Y, avec robinet (*n*).

L'eau filtrée par l'appareil de Chamberland n'est définitivement stérilisée qu'après une ébullition d'une heure, ainsi qu'il résulte des récentes recherches de Lieffring faites au laboratoire de bactériologie de l'hôpital Bichat.

D'autres opérateurs, depuis les recherches de Tavel[2], préfèrent l'*eau salée* (solution à 6 ou 7 pour 100) bouillie, à l'eau simplement filtrée et bouillie. Elle a, en effet, quelques avantages; mais elle a aussi certains inconvénients : l'altéra-

1. Autrefois, avant l'installation du filtre Chamberland, ce réservoir d'eau recevait l'eau par le tube (P), branchement de la conduite principale (E), pourvu d'un robinet (*e*).

2. Tavel, *La stérilisation à l'eau salée et son emploi en chirurgie* (*Annales de micrographie*, Paris, décembre 1890, p. 545). D'après Tavel, l'eau salée qui a bouilli un quart d'heure ne contient plus aucun microbe, tandis qu'avec l'eau ordinaire il faut une demi-heure à une heure d'ébullition pour obtenir le même résultat.

tion des instruments qui y séjournent; celle des appareils dans lesquels on la conserve et on la fait bouillir (ce que savent bien les marins). Aussi, comme ses avantages ne compensent qu'à grand' peine ses inconvénients, préférerions-nous — dans un grand service hospitalier, cela s'entend — employer, d'une façon courante, l'eau simple filtrée et stérilisée.

Quand, au contraire, le milieu se prête mal à l'emploi de cette eau, on recourra certainement avec profit, comme l'indique Fritsch [1], à la solution bouillie d'eau salée, à la concentration physiologique de 6 à 7 pour 100, solution parfaitement capable de remplacer, pour les malades non infectés, le sublimé ou les autres antiseptiques classiques [2].

L'eau salée à 1 pour 100 bout à la température de 101 degrés environ, ce qui indique un pouvoir antiseptique supérieur à celui de l'eau ordinaire. On ne peut contester en tout cas l'extrême simplicité de son emploi et son entière innocuité pour les tissus.

Quelques chirurgiens, qui ne veulent rien laisser au hasard, préfèrent des appareils un peu plus compliqués, mais susceptibles d'une précision bien plus grande ou plutôt absolue. Nous les passerons en revue, car il est utile d'en connaître le maniement.

1. Fritsch (H.), *Ueber aseptisches Operiren mit Sterilisirter Kochsalslësung.* (*Deutsche med. Woch.*, Leipsig und Berlin, 8 mai 1890, n° 19, p. 397).
2. M. Baudouin, *loc. cit.*, p. 391.

d. **Appareils a stériliser l'eau sous pression.**
— 1° *Appareil Sorel* (fig. 23). — Sorel, chimiste
attaché au dispensaire I. Péreire de Levallois-
Perret, a fait construire un appareil destiné à sté-

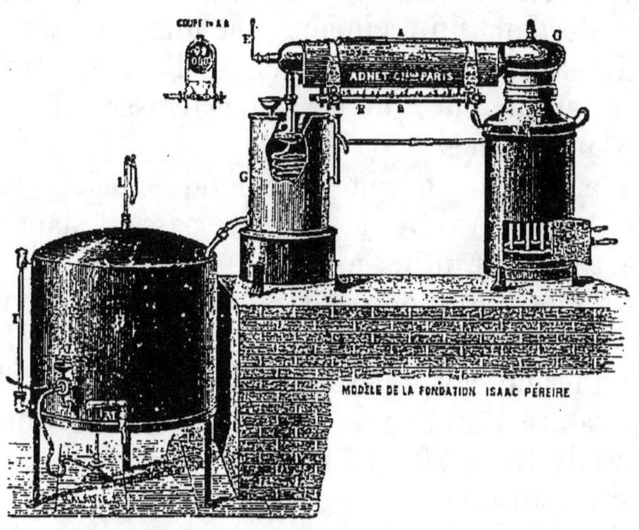

Fig. 23. — Alambic stérilisateur de Sorel. — A, B, appareil de
surchauffe ; coupe en A, B : coupe de cet appareil ; C, tête de
l'alambic, à fourneau à gaz ; D, garniture des tubes ; E, thermomètre indiquant la surchauffe ; F, brûleur qui surchauffe la
vapeur d'eau à 200 degrés ; G, réfrigérant, avec serpentin, à
niveau constant ; H, réservoir d'eau stérilisée ; I, niveau d'eau ;
J, régulateur métallique d'Arsonval ; K, bec Bunsen pour chauffer l'eau du réservoir H et stériliser le robinet M ; L, tube à
ampoule portant un tampon d'ouate (voie d'entrée d'air stérile) ; M, robinet (prise d'eau stérilisée), à chauffer au moment de la prise.

riliser l'eau par la chaleur. Ce dernier, que nous
avons vu fonctionner au dispensaire, est d'un emploi des plus simples [1]. Son principe est le suivant :

1. Quénu, présentation à la *Société de chirurgie de Paris*, le
11 février 1891.

Vaporisation de l'eau à 100 degrés dans une chaudière; surchauffage de la vapeur d'eau passant dans un tube rougi jusqu'à 180 à 200 degrés, température à laquelle les spores ne peuvent résister; condensation de l'eau dans un serpentin [1] et récolte dans un récipient, une fois pour toutes stérilisé à l'aide du lavage et du flambage ou à l'acide sulfurique, de l'eau débarrassée de ses micro-organismes.

L'appareil fonctionne automatiquement, l'eau chargée de refroidir la vapeur passant dans le serpentin étant utilisée, après son échauffement, grâce à un conduit de déviation qui la ramène dans la chaudière.

Un thermomètre permet de vérifier à quelle température la vapeur d'eau est soumise, ordinairement de 180 à 200 degrés.

Nous reproduisons ci-dessus le dessin de l'appareil de Sorel; ce qui nous dispense d'une description plus détaillée. Cet appareil est en cuivre rouge et étamé intérieurement.

2° *Appareil Geneste, Herscher et Rouart* (fig. 24). — Récemment Geneste, Herscher et Rouart ont fait construire un appareil du même genre que celui de Sorel.

Cet appareil stérilise l'eau par la chaleur sous pression, de façon à lui enlever le moins possible

---

1. Pour stériliser au préalable ce serpentin, il suffit d'y faire passer un courant à 200 degrés, ce qu'on obtient en mettant l'alambic en fonction, sans alimenter le niveau constant; de cette façon, il n'y a pas d'eau dans le réfrigérant, et la vapeur passe dans le serpentin sans s'y condenser.

de ses gaz et de ses sels, parce qu'il doit servir aussi à la purification bactériologique de l'eau de boisson [1].

Ici on opère en vase clos, sous pression, de 120 à 130 degrés, sans production appréciable de vapeur, et c'est cette absence de vaporisation qui permet de ne pas modifier sensiblement la composition de l'eau. L'appareil, très économique, fournit de l'eau absolument stérile, quand le chauffage à 120 degrés a été maintenu pendant quinze minutes, ou bien à 130 degrés pendant dix minutes.

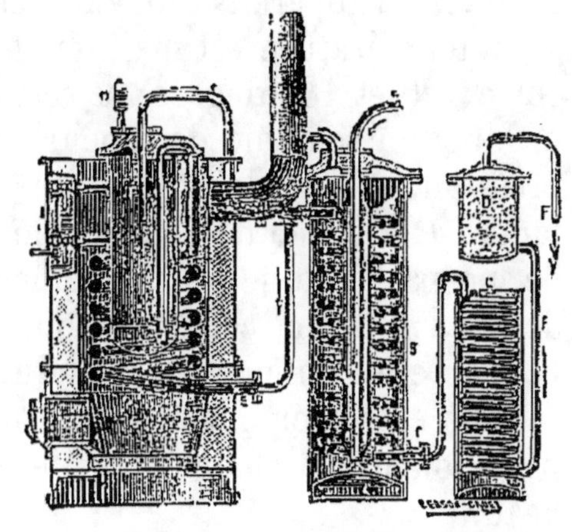

Fig. 24. — Appareil à stériliser l'eau, de Rouart, Geneste et Herscher. — A, chaudière; B, échangeur; C, complément d'échangeur; D, clarificateur; E, arrivée d'eau à stériliser; F, sortie de l'eau stérilisée; G, foyer; H, manomètre; I, niveau d'eau.

Cet appareil se compose : 1° d'une chaudière ; 2° d'un échangeur ; 3° d'un complément d'échangeur ; 4° d'un clarificateur.

Chaudière. — La chaudière est disposée pour être chauffée rapidement, soit à feu nu, soit au gaz, soit à la vapeur. Dans les grands appareils,

1. Gabriel Pouchet, *Étude critique des procédés d'épuration et de stérilisation des eaux de boisson* (Ann. d'hyg. publ. et de méd. légale, Paris, avril 1891, p. 305) et tirage à part, 1891. — Voy. *Soc. de méd. publ. et d'hyg.*, présentation en novembre 1890.

elle est entourée d'un serpentin où l'eau s'échauffe avant d'entrer dans la chaudière.

L'eau est entretenue à un niveau constant dans la chaudière par l'alimentation directe des eaux en charge des villes, ou par un bélier donnant une alimentation automatique, ou enfin par l'un quelconque des appareils alimentateurs en usage.

La température est maintenue dans la chaudière entre 120 et 130 degrés; ce résultat s'obtient sans production sensible de vapeur, car on opère sous pression, en vase clos; de là deux avantages importants : 1° absence de vaporisation, qui a pour effet de ne pas modifier sensiblement la composition de l'eau; celle-ci conserve pour la majeure partie l'air qu'elle contenait en dissolution; 2° opération rendue extrêmement économique, puisqu'il n'y a pas à fournir la chaleur latente de vaporisation de l'eau.

Pour rendre l'appareil automatique, on peut le munir de régulateurs de température, ne laissant sortir l'eau de l'appareil qu'après qu'elle a été portée à la température voulue.

L'eau, ayant séjourné dans la chaudière un temps suffisant pour arriver à la stérilisation complète (temps variable suivant la température à laquelle on fonctionne), se rend ensuite dans l'échangeur.

Échangeur. — Cet appareil est composé d'un serpentin où circule l'eau chaude stérilisée, de haut en bas par exemple, et d'une enveloppe étanche où est placé ce serpentin, et dans laquelle circule en sens inverse l'eau froide à traiter, avant d'être refoulée à la chaudière. Grâce à cet appareil, on obtient une très grande économie dans la dépense. En effet, l'eau stérilisée qui sort chaude de la chaudière se refroidit dans l'échangeur, pendant que l'eau à stériliser, entrant froide dans l'appareil, en sort à une température voisine de 100 degrés, c'est-à-dire qu'il suffit d'une légère surchauffe, pour l'amener au degré nécessaire pour la stérilisation.

Complément d'échangeur. — A la suite du serpentin d'échangeur, l'eau stérilisée, déjà refroidie, parcourt un second serpentin plongé dans un réservoir ouvert à sa partie supérieure. Le complément d'échangeur, refroidi ainsi par de l'eau qui ne passera pas dans l'appareil, a pour effet de faire sortir l'eau stérilisée, à 2 ou 3 degrés près, à la même température que l'eau d'alimentation.

Le complément d'échangeur n'est pas nécessaire quand on peut accepter qu'il y ait entre l'eau d'alimentation et l'eau stérilisée une différence de température de 10 à 12 degrés.

Clarificateur. — A la suite de ces divers organes de refroidissement, l'eau stérilisée traverse un clarificateur, où elle dépose toutes ses matières en suspension. Le stérilisateur peut d'ailleurs être muni d'un autre clarificateur rudimentaire à l'entrée de l'eau : l'objet de ce dernier est de retenir les grosses impuretés pouvant engorger les organes de la machine.

L'appareil, avant de servir, doit être préalablement stérilisé : il suffit de faire arriver directement à la chaudière l'eau à stériliser sans la faire passer par le vase échangeur. N'étant plus refroidie, l'eau stérilisée traverse les serpentins et le clarificateur de sortie à la température de 120 ou 130 degrés et stérilise par conséquent tout l'espace qu'elle doit parcourir avant d'être recueillie, et durant le temps jugé nécessaire.

Cet appareil présente donc les avantages suivants : 1° stérilisation de l'eau à une température dont on peut disposer à volonté; 2° chauffage sous pression sans distillation, ce qui conserve l'air dissous dans l'eau, au moins en partie; 3° économie de combustible due à la suppression de la vaporisation et à l'emploi d'un échangeur (1 kilogramme de charbon suffit à stériliser 100 litres d'eau).

L'appareil est fixe ou mobile, susceptible de petites comme de grandes dimensions, et peut s'appliquer aussi bien au service des villes qu'à celui des casernes, des hôpitaux, des troupes en campagne, etc.

La sécurité pour l'obtention de l'eau stérilisée est complétée au moyen du simple jeu de deux robinets correspondant à des tubes plongeant dans la chaudière à des hauteurs inégales et laissant toujours, lorsque l'appareil ne fonctionne pas, une solution de continuité entre l'eau à stériliser et l'eau déjà stérilisée, ce qui donne toute tranquillité. De plus le robinet de sortie a une ouverture telle qu'à la pression de 2 kilogrammes, la quantité maxima d'eau stérilisée qu'il peut débiter est celle correspondant au temps que l'eau doit séjourner dans l'appareil pour une stérilisation complète.

Les appareils domestiques reposent sur le même principe; seulement l'échangeur est supprimé, le filtre est placé dans la même enveloppe que la chaudière, et le chauffage est réglé automatiquement. Le complément d'échangeur est refroidi par de l'eau courante.

Les appareils destinés à l'usage des hôpitaux sont fondés sur les mêmes principes que les appareils ordinaires; ils possèdent serpentin de chauffage, chaudière, alimentateur tel que bélier, etc., régulateur de chauffage, clarificateur faisant partie de la chaudière et échangeur. Ce dernier organe est conçu de manière à pouvoir fournir d'un seul coup une certaine quantité d'eau stérilisée chaude à 80 degrés environ et il lui a été adjoint un réservoir où peut s'accumuler une provision d'eau stérilisée froide, de manière à satisfaire aux diverses nécessités des hôpitaux [1].

3° *Autre appareil pour stériliser l'eau sous pression de Rouart, Geneste et Herscher*. — L'appareil figuré ci-contre (fig. 25) a pour but de *stériliser* sous pression, à une température qui ne peut être inférieure à 120 degrés, les *eaux*, quelles que soient leur origine et leur nature.

Sa simplicité est extrême. Il suffit de remplir l'appareil d'eau, de le placer sur un foyer *quelconque* durant le temps nécessaire à la stérilisation, soit trente minutes environ. Un manomètre placé

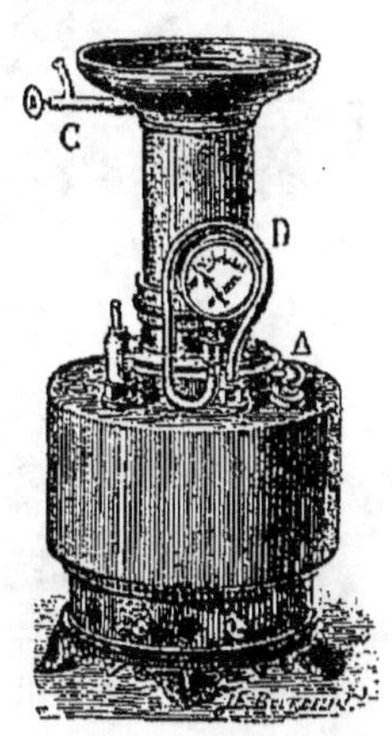

Fig. 25. — Autre appareil à stériliser l'eau sous pression de Rouart, Geneste et Herscher.

1. G. Pouchet, *loc. cit.*

sur l'appareil indique le point précis auquel doit s'arrêter le chauffage. On n'a plus alors qu'à laisser refroidir le liquide stérilisé, puis à le transvaser (en le faisant passer par le clarificateur) dans des bouteilles préalablement lavées à l'eau stérilisée, et que l'on aura le soin de boucher bien hermétiquement.

Fonctionnement de l'appareil. — 1° Enlever le bouchon A (fig. 25); 2° verser l'eau jusqu'à ce qu'elle déborde par l'ouverture sur laquelle se place le bouchon A; 3° visser le bouchon A de façon à serrer le joint (pour opérer ce serrage, on peut se servir d'une pointe que l'on introduit dans le trou de la tête du bouchon); 4° s'assurer que le robinet C est bien fermé; 5° placer l'appareil sur le feu ; 6° enlever l'appareil du feu lorsque l'aiguille du manomètre D a atteint le trait rouge et laisser refroidir; 7° retourner l'appareil de façon qu'il occupe la position indiquée ci-contre (fig. 26); 8° vider par le robinet C l'eau stérilisée dans le vase qui doit la contenir en la faisant passer par le clarificateur F, après avoir dévissé le bouchon A de deux ou trois tours, afin de laisser rentrer l'air.

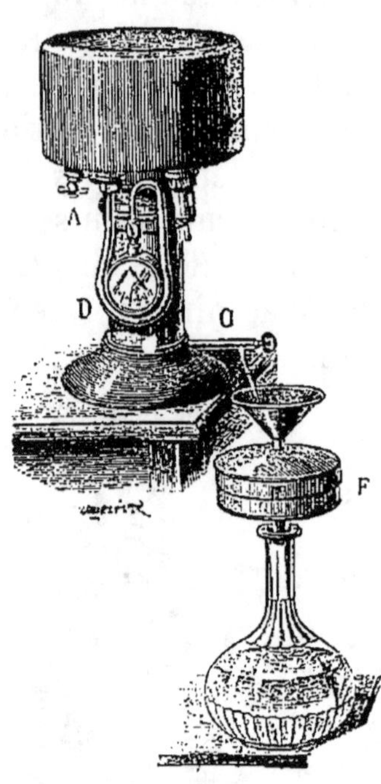

FIG. 26. — Renversement de l'appareil; clarification de l'eau.

Nettoyage de l'appareil. — Lorsqu'on veut nettoyer l'appareil, ce qui doit avoir lieu une fois par mois, il faut dévisser la partie formant pied placée au-dessus de la chaudière.

Le clarificateur F se compose de lamelles de toile métallique entre lesquelles on place soit du silex, soit du sable fin. Pour stériliser le clarificateur, il suffit de le maintenir dans l'eau bouillante durant vingt ou vingt-cinq minutes. Cette opération peut se faire une fois par semaine.

5. — Stérilisation des instruments et des plateaux qui les contiennent.

Les instruments doivent être tous à manche de métal, lisses, sans ornement, sans nom de fabricant, sans soudures, aussi simples que possible. Les manches doivent être en maillechort, en aluminium ou en nickel. Le nickel a l'avantage de conserver l'aspect poli et brillant aux instruments. Les instruments dont le manche est en aluminium offrent l'agrément d'être inaltérables et d'une très grande légèreté.

Les moyens que l'on a proposés pour la stérilisation des instruments sont nombreux :

1° FLAMBAGE. — Le plus simple de tous est le flambage, recommandé par Pasteur et Chauveau; il est utile à la campagne, et peut être fait avec une poignée de paille, un journal, une bougie, ou mieux une lampe à alcool. On passe les instruments au-dessus de la flamme. Il faut que l'instrument reste en contact avec elle sur toutes les surfaces à stériliser et pendant un temps suffisant. On peut encore flamber les instruments sur un bec Bunsen; ou bien, si l'on a de l'alcool, de l'eau-de-vie à sa disposition, en verser une petite quantité dans une assiette creuse ou une cuvette, y placer les instruments et allumer. C'est une sorte de *punch*, mais par ce procédé il faut craindre la détrempe des instruments.

Ce flambage est surtout suffisant pour les instruments mousses, les stylets, les fils métalliques, les pinces lisses, les forceps; mais il n'offre plus la rigueur désirable s'il s'agit d'instruments tranchants, d'aiguilles, de canules, ou bien des pinces hémostatiques dont la surface est irrégulière.

2° STÉRILISATION PAR LA CHALEUR SÈCHE. — *Étuve du docteur Poupinel.* — Grâce à cet appareil (fig. 27), tous les instruments peuvent être portés à la température de 160 à 180 degrés centigrades, et cette température peut être prolongée pendant trente-cinq à quarante-cinq minutes. Bien entendu, tous ces instruments sont entièrement métalliques et s'altèrent peu par ce séjour à l'étuve sèche.

Ce stérilisateur est une sorte de caisse en cuivre rouge à doubles parois, ainsi que la porte; il est muni d'un thermomètre et d'un régulateur automatique à mercure. Il est construit de telle sorte qu'il utilise au maximum la chaleur obtenue; les produits de la combustion circulent entre les deux parois. Placé sur un trépied, il peut être mis sur une tablette en métal ou en marbre supportant un brûleur à gaz ordinaire.

Dans cet appareil prennent place une ou plusieurs boîtes en nickel pur ou bien en cuivre rouge brasé, munies chacune de son couvercle, fermant aussi hermétiquement que possible. Les instruments sont placés à même la boîte métallique sans interposition de couches d'ouate. Les boîtes sont mises toutes ouvertes dans l'étuve, et exposées

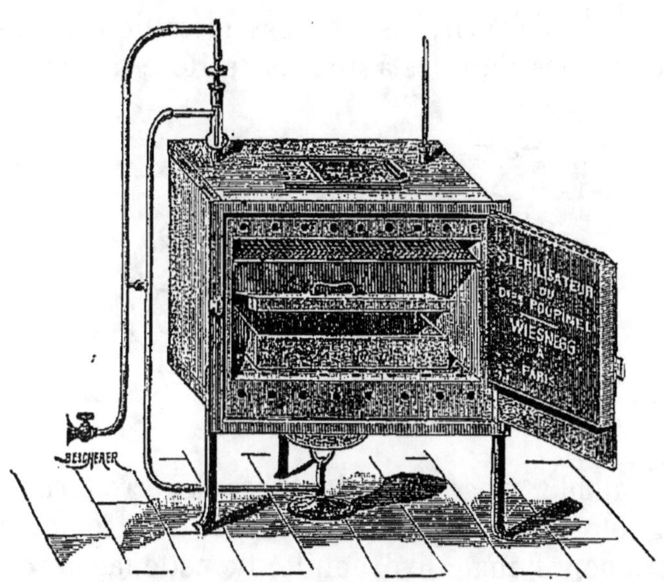

Fig. 27. — Stérilisateur à chaleur sèche du docteur Poupinel.

pendant quarante-cinq minutes à une heure à la température de 180 à 200 degrés. Au bout de ce temps, on procède à leur fermeture. On dispose d'abord par-dessus les instruments une couche d'ouate stérilisée, dont l'épaisseur sera telle qu'on puisse bien fermer la boîte. On rabat le couvercle par-dessus et on laisse le tout se refroidir dans l'étuve en même temps que celle-ci. L'air qui pénétrera jusqu'aux instruments à travers les joints du couvercle sera seulement de l'air de l'étuve, de l'air stérilisé qui aura filtré à travers l'ouate.

Un bon moyen, pour empêcher les instruments de s'altérer pendant la stérilisation, consiste à laisser cette étuve ouverte pendant cinq minutes après avoir allumé le gaz; de la sorte, la vapeur d'eau s'échappe totalement.

Les fils d'argent, les broches métalliques, les bistouris, les aiguilles à sutures de Reverdin sont,

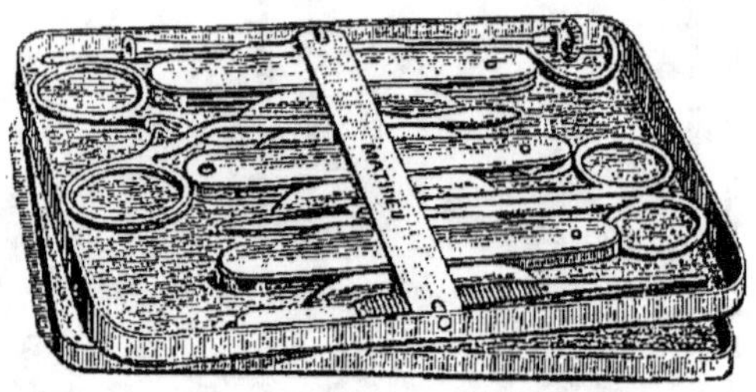

Fig. 28. — Boîte métallique formée par deux plateaux contenant les instruments stérilisés.

au préalable, placés dans des tubes en verre fermés d'un côté à la lampe et obturés de l'autre, avec un tampon d'ouate hydrophile. De cette façon, on ne risque pas d'émousser leur pointe.

Les aiguilles de Reverdin étant assez difficiles à nettoyer, il est bon, avant de les mettre dans l'étuve sèche comme les autres instruments, de les faire bouillir et même de les tremper un instant dans du chloroforme.

En sortant de l'étuve sèche, les instruments sont placés dans des cuvettes rectangulaires, soit en verre, soit en porcelaine, soit même en nickel pur repoussé, cuvettes lavées préalablement avec de l'eau stérilisée bouillie et bouillante.

Dans quelques cas, on peut utiliser ces instruments secs.

Mais un meilleur procédé consiste à avoir deux plateaux rectangulaires en nickel pur, ou en tôle émaillée, s'emboîtant l'un dans l'autre et formant boîte (fig. 12 et 28); de cette façon, il n'y a qu'à ouvrir la boîte au moment opportun et à verser sur les

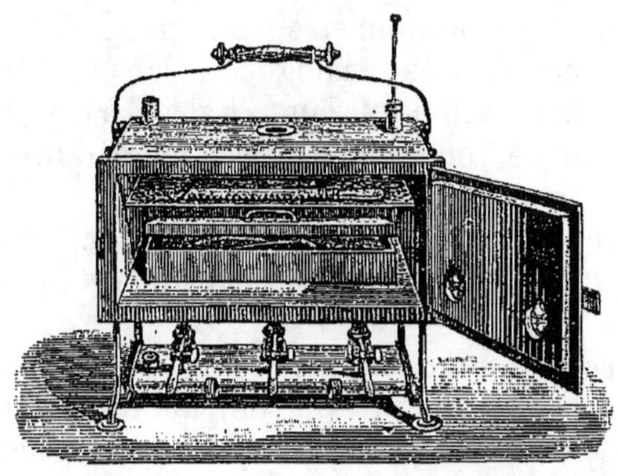

Fig. 29. — Étuve à air chaud portative (modèle Mariaud).

instruments de l'eau filtrée bouillie pour être plus sûr de son asepsie.

On a reproché à cette étuve sèche de ne pas donner une chaleur égale dans toute son étendue, et, partant, de fournir une stérilisation incomplète; puis d'exiger une surveillance constante à cause de la pression différente et variable de la force du gaz aux divers moments de la journée. De plus, si cette étuve n'est pas pourvue d'un bon régulateur, on peut aisément dépasser 200 degrés, limite au delà de laquelle apparaît la détrempe des instruments.

Notons toutefois que, depuis 1886, cette étuve,

installée à l'hôpital Bichat, nous a rendu de grands services.

Étuve à air chaud, portative, de Mariaud. — Mariaud a fait construire une étuve à air chaud, portative, en cuivre rouge, à double paroi, avec pied et lampe indépendants, pour stériliser les instruments, avec plateau intérieur pour placer les instruments et thermomètre montant à 250 degrés.

Cette étuve, très analogue à la précédente, marche au moyen d'une lampe à alcool à trois becs, avec laquelle on obtient une température de 200 degrés en huit minutes (fig. 29).

Les reproches adressés à l'étuve du docteur Poupinel peuvent être faits à cette étuve portative.

Étuve de Sorel à chaleur sèche, avec régulateur au xylène. — Cette étuve (fig. 30), qui fonctionne au dispensaire I. Péreire, à Levallois-Perret, ne présente pas les mêmes inconvénients que les précédentes ; les boîtes d'instruments sont enfermées chacune dans un compartiment spécial et en contact direct avec les parois chauffées qui ont toutes la même température.

Pour le chauffage, on emploie le xylène dont les vapeurs circulant autour de toutes les parois viennent se condenser dans un réfrigérant qui se raccorde en A avec la double enveloppe de l'étuve. Par le raccord A on introduit dans celle-ci un litre et demi de xylène ; on remplit d'eau le réfrigérant ; on allume les deux brûleurs à gaz. Les vapeurs de xylène passent dans le tube *f* et reviennent, une fois condensées, à l'état liquide par les tubes *g, h*

dans la double enveloppe de l'étuve. On obtient
une température de 135 degrés visible sur un ther-

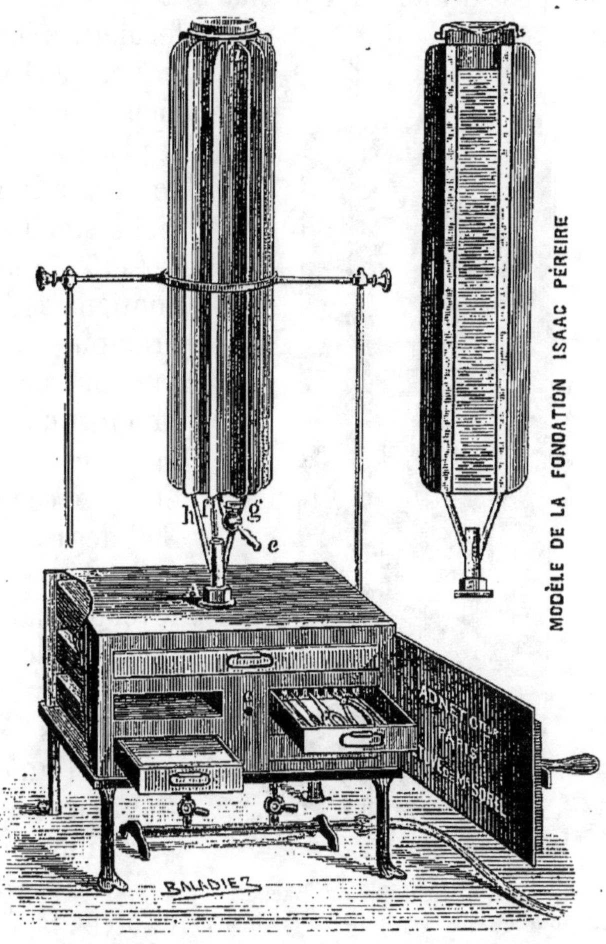

Fig. 30. — Étuve sèche de Sorel pour stérilisation des instruments de chirurgie. — Étuve à cinq compartiments spéciaux,
renfermant chacun une boîte à instruments. A, régulateur au
xylène et tube de raccord avec la double enveloppe de l'étuve.

momètre placé dans la tubulure *c*. Le robinet *e*
sert à vider le réfrigérant.

Étuve à la paraffine du docteur de Backer, de Roubaix. — Ce stérilisateur portatif (fig. 31) se compose d'une sorte de marmite rectangulaire à fermeture hermétique, dans l'intérieur de laquelle se place la boîte qui renferme le matériel à stériliser.

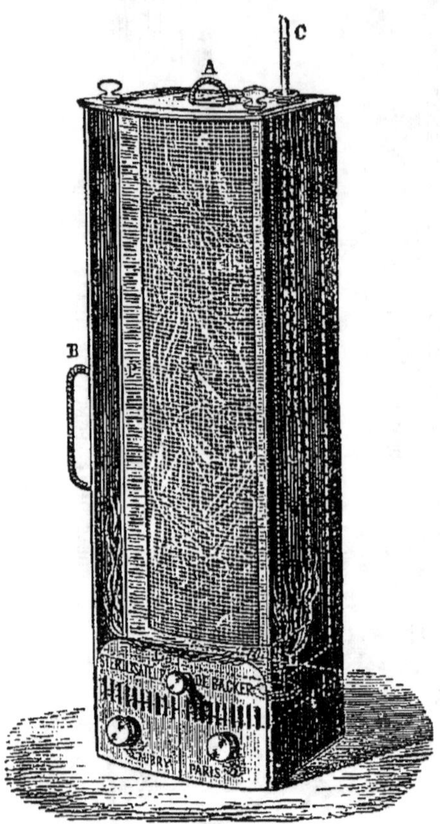

Fig. 31. — Stérilisateur de Backer. — A, poignée de la boîte aux instruments; B, poignée du stérilisateur; C, thermomètre; P, paraffine; L, lampe.

Cette marmite contient 1/2 kilogramme de paraffine, substance solide jusqu'à 43 degrés et pouvant être portée jusqu'à 300 degrés sans se volatiliser. Le foyer de chaleur est une simple lampe à alcool. Deux thermomètres indiquent: l'un la température de la paraffine soumise à l'ébullition, l'autre la température de l'étuve qui renferme les instruments, et que l'on maintient, pendant un certain temps, entre 115 et 130 degrés.

La stérilisation est donc aussi obtenue par la chaleur sèche.

3° STÉRILISATION PAR L'EAU BOUILLANTE. — L'eau doit être filtrée ou distillée ; à la campagne on peut à la rigueur se servir d'eau de source.

Il faut avoir soin de ne plonger les instruments que lorsque l'eau est complètement en ébullition : on évite ainsi d'avoir des taches noirâtres sur les instruments, surtout s'ils sont incomplètement nickelés.

Il est nécessaire de prolonger l'ébullition pendant un temps assez long, au moins une demi-heure.

Ce procédé est simple et peut être employé dans la pratique ordinaire ; mais *il ne donne pas une sécurité absolue* comme Pasteur l'a affirmé à l'un de nous. On a signalé, en effet, la persistance de certaines spores à la température de l'ébullition ; ainsi, si l'eau à 100 degrés neutralise le virus de la septicémie gangreneuse à l'état frais, il faut un temps beaucoup plus long pour obtenir le même résultat avec ce virus desséché.

4° STÉRILISATION PAR LA SOLUTION BOUILLANTE DE CARBONATE DE SOUDE OU DE POTASSE. — Au lieu d'utiliser l'eau ordinaire pour stériliser les instruments, le professeur von Bergmann, de Berlin, se sert d'une solution bouillante de carbonate de soude, méthode que nous avons vue adoptée en Allemagne et en Russie, et que nous employons journellement et avec succès, depuis un an, à la consultation chirurgicale de l'hôpital Bichat. Le carbonate de soude dans l'eau élève la température d'ébullition. Ainsi le point d'ébullition de cette solution est de 104°,6.

Nous avons aussi utilisé le carbonate de potasse dont le point d'ébullition est de 135 degrés en solution saturée. Les instruments ainsi préparés ne restent plus gras et ne se rouillent pas.

Ces solutions devront être employées à la dose de 1 à 2 pour 100.

5° Stérilisation par l'ébullition dans l'alcool sous pression. — G. R. Fowler, de New-York[1], a adopté un procédé de stérilisation des instruments que nous devons signaler. Il est basé sur une découverte qu'il a faite il y a environ un an, et qui démontre que la parfaite stérilisation est obtenue en faisant bouillir pendant une heure les objets à stériliser dans de l'alcool sous pression.

Ainsi, les instruments sont placés dans des bocaux à fruits, dits vases de muséum, présentant des dimensions convenables. Ces bocaux sont en verre trempé, ne pouvant pas se briser sous l'influence de la chaleur. Ils doivent être presque remplis avec de l'alcool à 97 ou 95 pour 100, et être ensuite bien hermétiquement fermés.

Ces bocaux sont mis au bain-marie sur un fourneau à gaz ou un autre appareil de chauffage; un thermomètre est placé dans le bain-marie.

On cherche à obtenir une température de 200 degrés Fahrenheit[2], que l'alcool atteint quand il est chauffé sous pression. Il suffit de s'assurer que l'eau du bain-marie entre en ébullition.

---

1. Georges Ryerson Fowler, *Asepsie opérative technique* (*Transactions of the american surgical Association*, Philadelphia, 1891, vol. IX, p. 491, 492).

2. 200 degrés Fahrenheit valent 93 degrés centigrades. On sait que le point d'ébullition de l'alcool absolu sous la pression de 76 millimètres n'est que de 78°,5, et celui de l'alcool méthylique n'est que de 63 degrés.

On laisse le bain-marie à cette température pendant une heure. A ce moment, la stérilisation des instruments est complète.

G. R. Fowler place généralement aussi les aiguilles dans un flacon à large goulot bien fermé.

Il prend simplement les aiguilles qui sont utiles à l'opération, et laisse ensuite les autres immerger d'une façon permanente dans l'alcool.

Les couteaux, les bistouris et les ciseaux doivent être plongés dans l'alcool, les lames en bas et les pointes protégées par des planchettes de liège aseptiques. Si l'on négligeait cette précaution, les pointes des instruments se trouveraient brisées pendant la stérilisation par le mouvement qui leur est imprimé contre le vase de verre. Il ne faudrait pas remplacer le liège par du coton, celui-ci pouvant, à cause de ses propriétés hydrophiles, attirer une quantité d'eau suffisante pour rouiller les instruments.

On ne retire les instruments, ainsi hermétiquement enfermés dans des vases de verre, qu'une fois la stérilisation terminée.

On les dépose alors sur des serviettes stérilisées; l'une de celles-ci sert à les couvrir pour les protéger de la poussière qui peut se trouver dans la salle d'opérations.

Pendant l'opération, les instruments souillés doivent être lavés dans l'eau stérilisée par l'ébullition, et à laquelle on pourra ajouter une petite quantité de carbonate de soude.

6° STÉRILISATION PAR LA CHALEUR HUMIDE. VAPEUR SOUS PRESSION SURCHAUFFÉE. — A température égale, la chaleur humide est, comme agent stérili-

sateur, de beaucoup supérieure à la chaleur sèche.
On donne de ce fait, empiriquement constaté,
l'explication que voici :

Les spores sont les organismes microbiens les
plus vivaces, grâce à leur enveloppe membraneuse
très résistante à tous les agents chimiques et physiques. L'humidité, en amollissant cette membrane,
augmente sa perméabilité et facilite ainsi l'accès de
la chaleur qui attaque directement le protoplasma
et le tue. Cette explication, assez universellement
acceptée, peut être plus ou moins vraisemblable; le
fait principal à retenir, c'est qu'à température égale,
la chaleur humide désinfecte beaucoup mieux que
la chaleur sèche.

La stérilisation, par la vapeur sous pression surchauffée, s'obtient au moyen d'appareils appelés
autoclaves, sortes de marmites de Papin. Nous
aurons l'occasion de les décrire plus loin[1].

On a essayé de stériliser les instruments métalliques dans les autoclaves; mais on a dû y renoncer;
en effet la vapeur sous pression a l'inconvénient de
les rouiller lorsque l'autoclave est refroidi.

Des taches brunâtres apparaissent rapidement,
même sur les instruments nickelés, dans les points
où le nickelage n'a pas été complet, et à plus forte
raison sur les instruments tranchants qui sont vite
mis hors de service.

Aussi faut-il réserver les autoclaves uniquement
pour stériliser les objets nécessaires à l'opération :
compresses, tampons-éponges, fils de soie, crins de
Florence.

---

1. Voy. *Stérilisation des compresses*, p. 91.

7° Étuve a huile du professeur Léon Tripier, de Lyon. — Cet appareil (fig. 32) se compose d'une caisse en laiton qui a 40 centimètres de longueur sur 27 de hauteur et 20 de largeur. Elle est destinée à recevoir de l'huile que l'on porte à une haute température et dans laquelle on plonge les instruments.

Sous le bain existe un brûleur entretenu par une source de gaz.

Le gaz, avant de pénétrer dans le brûleur, passe dans un régulateur d'Arsonval qui sert à maintenir la température à un degré déterminé. Celle-ci est indiquée par un

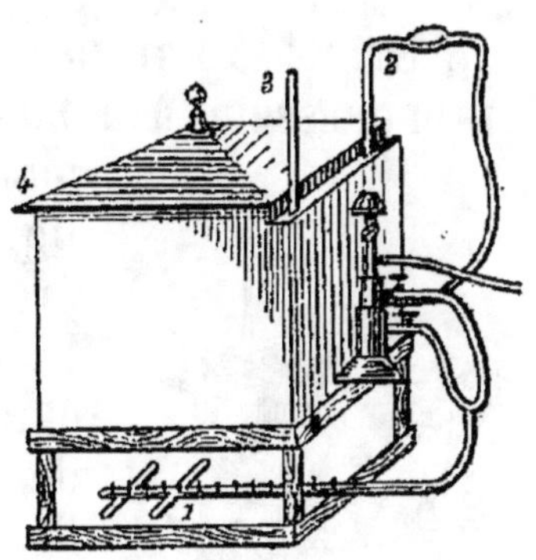

Fig. 32. — Étuve à huile du professeur Léon Tripier, de Lyon.

thermomètre qui plonge dans le même compartiment que la chambre à air du régulateur. L'arrivée du gaz dans le brûleur est constamment assurée par un tube à sauterelle.

La caisse ou bassin est divisée en plusieurs compartiments, de grandeurs différentes selon les instruments qu'ils sont destinés à recevoir. Ces compartiments communiquent entre eux à travers un double fond, dont la partie supérieure est percée de trous, de manière que la chaleur s'équilibre dans la masse du bain d'huile.

Le fond des compartiments est garni de plaques de liège, empêchant les pointes et les tranchants de s'émousser sur le fond métallique. Pour les petits instruments, tels que pinces hémostatiques, ciseaux, etc., il existe de petits paniers tressés en fil de fer recuit, dans lesquels on les met pour les plonger dans le bain d'huile.

L'échauffement à 120-130 degrés doit durer dix minutes, et l'opération totale trois quarts d'heure.

8° ÉTUVE A LA GLYCÉRINE OU A LA VASELINE LIQUIDE, DU PROFESSEUR A. PONCET, DE LYON. — C'est également la méthode du bain liquide qui a été adoptée par le professeur A. Poncet, de Lyon. Le liquide dont il se servait était la glycérine ; l'avantage de celle-ci est d'être miscible à l'eau ; mais, lorsqu'on la maintient à une température élevée, si elle n'est pas très pure, elle dégage une odeur désagréable ; aussi, pour éviter cet inconvénient, A. Poncet utilise-t-il actuellement la vaseline.

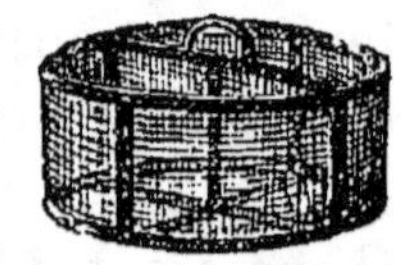

FIG. 34. — Panier en cuivre grillagé.

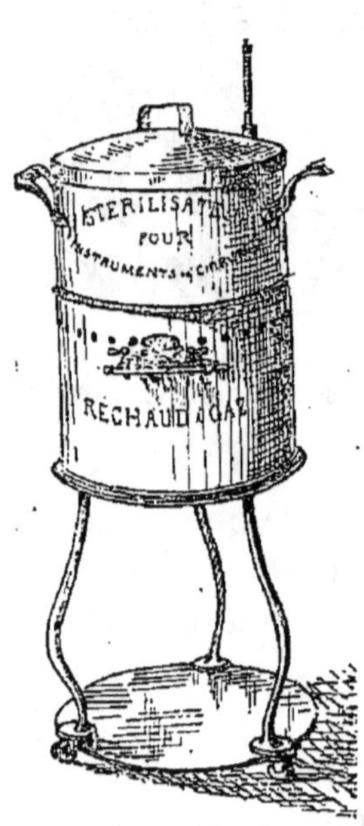

FIG. 33. — Étuve à la glycérine ou à la vaseline liquide, du professeur A. Poncet (de Lyon).

Son stérilisateur est des plus simples (fig. 33) : il se compose uniquement d'un réchaud à gaz mobile, que l'on peut mettre en communication avec le premier robinet de gaz venu, par un tube de caoutchouc, et d'une marmite en cuivre munie d'un thermomètre. Cette marmite contient un panier mobile en cuivre grillagé (fig. 34), dans lequel on place les instruments pour les stériliser.

La vaseline liquide est portée à la température de 120 à 130 degrés pendant vingt minutes environ.

9° STÉRILISATEUR DU DOCTEUR F. MALLY[1]. — Cet appareil, utilisé depuis plus d'une année à l'hôpital Bichat (fig. 35), est destiné à stériliser les instruments de chirurgie par immersion dans un bain liquide.

On obtient un bain liquide à la température constante de 130 degrés centigrades en chauffant de la glycérine dans la vapeur d'un corps bouillant à l'air libre à une température, par excès, voisine de la précédente.

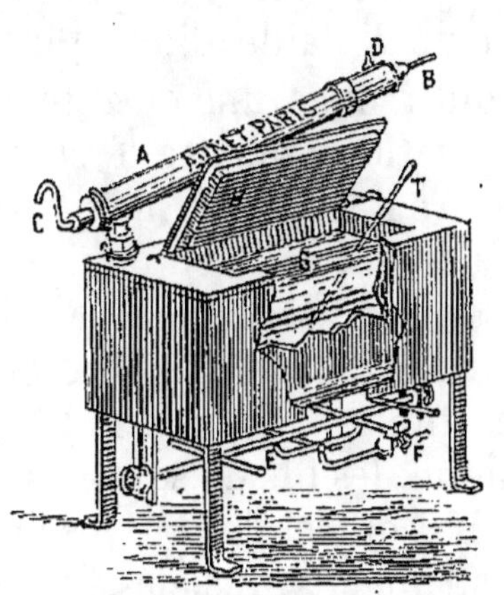

FIG. 35. — Stérilisateur à la glycérine et au xylène, du docteur F. Mally.

L'appareil se compose essentiellement d'une chaudière contenant deux litres de *xylène* (ce corps bout vers 140 degrés), chauffée par une rampe de gaz EF. Les vapeurs sont condensées dans un réfrigérant BC, parcouru par un courant d'eau, et retombent à l'état liquide dans la chaudière. L'évaporation du xylène est donc insensible; il ne s'en échappe aucune partie par le tube D, et la provision de xylène enfermée dans la chaudière se conserve presque indéfiniment.

1. Présenté à la *Société de chirurgie*, séance du 16 mars 1892.

Une seconde cuvette, comprise dans la première et s'ouvrant à l'air libre par un couvercle H, est chauffée par les vapeurs de xylène. Elle contient de la glycérine en quantité suffisante pour immerger le nombre d'instruments que l'on veut stériliser. Deux à trois minutes suffisent pour cette opération; on n'a plus qu'à retirer les instruments à l'aide d'une pince stérilisée et à les refroidir dans une cuvette d'eau tiède stérilisée.

Le thermomètre T sert à déterminer la température de la glycérine.

Cet appareil en cuivre nickelé permet de stériliser non seulement les instruments, mais aussi, fait très important à noter, les sondes en gomme, les tubes à drainage, les tubes pleins en caoutchouc, les fils de soie, les crins de Florence, etc.

Le contact de la glycérine n'altère pas le poli des instruments nickelés, ni la trempe de l'acier. Le fonctionnement de l'appareil est permanent.

Cet appareil vient d'être modifié quant au procédé de chauffage de la manière suivante : dans la double enveloppe dont on réduit un peu la capacité, on met de la glycérine et un régulateur d'Arsonval. On chauffe par la partie inférieure; la glycérine contenue dans la double enveloppe échauffe par conductibilité la cuve intérieure dans laquelle on plonge les instruments à stériliser. L'étuve peut être réglée à n'importe quelle température. On évite ainsi la complication de l'emploi du xylène qui peut s'enflammer, et celle d'un réfrigérant et d'un courant d'eau froide.

6. — Stérilisation des compresses, des tampons-éponges, des fils à ligatures et à sutures, des drains.

La stérilisation des objets servant pendant l'opération, c'est-à-dire des compresses, des tampons-éponges, des fils à ligatures et à sutures, des drains, s'obtiendra facilement au moyen d'appareils spéciaux appelés *autoclaves*.

Ces appareils, que nous avons déjà nommés, ont pour but de surchauffer la vapeur sous pression ; on peut ainsi obtenir avec eux une température allant jusqu'à 144 degrés.

Le type de l'étuve à vapeur d'eau saturée sous pression est l'autoclave de Chamberland.

L'autoclave de Chamberland (fig. 36), construit par Wiesnegg, n'est autre chose qu'une marmite de Papin, modifiée et perfectionnée. Il est en cuivre rouge brasé, entouré d'une enveloppe en tôle ; sa résistance a été calculée pour une pression minima de *trois atmosphères*. L'ouverture supérieure est fermée par un couvercle en cuivre massif qui est fixé par de fortes vis de pression.

Au-dessous de la chaudière, supportée par un fourneau à enveloppe de tôle, se trouve le brûleur à gaz réparti en deux couronnes concentriques.

Le couvercle est pourvu de trois orifices dont l'un porte une soupape de sûreté, le deuxième est muni d'un robinet et le dernier donne issue au tube d'un manomètre. Le manomètre est gradué de 0 à 3 atmosphères et il donne à la fois la tension et la température qui lui correspond.

Enfin, dans l'intérieur de la chaudière est placé un panier en toile métallique de cuivre qui est séparé de la partie inférieure par un espace vide.

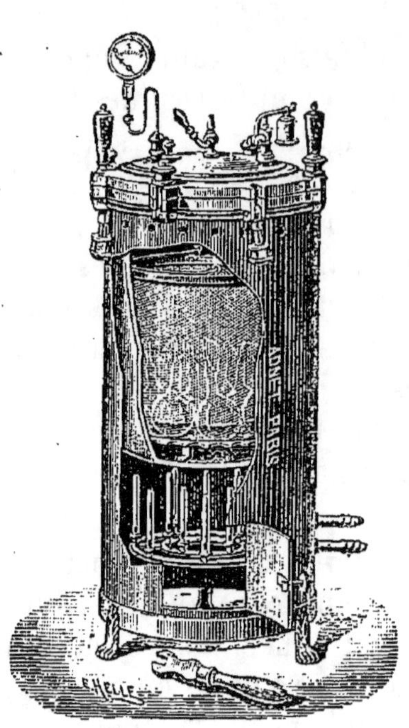

Fig. 36. — Autoclave de Chamberland.

Lorsqu'on veut mettre l'appareil en marche, on remplit d'eau la partie inférieure de la chaudière presque jusqu'au niveau du panier ; celui-ci contient les objets à stériliser, puis on fixe hermétiquement le couvercle au moyen d'un boudin de caoutchouc et d'un système de serre-joints formés par une série de huit à dix écrous que l'on visse à l'aide d'une clef ; on allume alors le brûleur, l'eau entre en ébullition et bientôt la vapeur sort par le robinet d'échappement. Lorsque celle-ci donne un jet continu, on ferme le robinet, car à ce moment on est certain que l'appareil est purgé d'air.

Il est d'une importance capitale, pour obtenir le degré thermométrique voulu, de ne surchauffer que de la vapeur d'eau. L'existence d'air mélangé à cette dernière aurait pour inconvénient de donner un degré de température inférieur à celui indiqué par le manomètre.

On maintient l'étuve à 134 degrés pendant la durée nécessaire. Le réglage est des plus simples : il suffit, lorsqu'on a atteint le degré désiré, de faire fonctionner la soupape de sûreté et de régler l'arrivée du gaz de façon que l'aiguille manométrique reste immobile au point de stérilisation.

A l'hôpital Bichat, l'autoclave dont on se sert peut monter à 144 degrés, c'est-à-dire à 4 atmosphères; il fournit donc une sécurité plus grande au point de vue de la stérilisation des objets qu'on y dépose.

L'autoclave de Wiesnegg, qui ne monte qu'à 2 atmosphères, couramment employé dans les laboratoires de bactériologie, est d'une pratique plus difficile

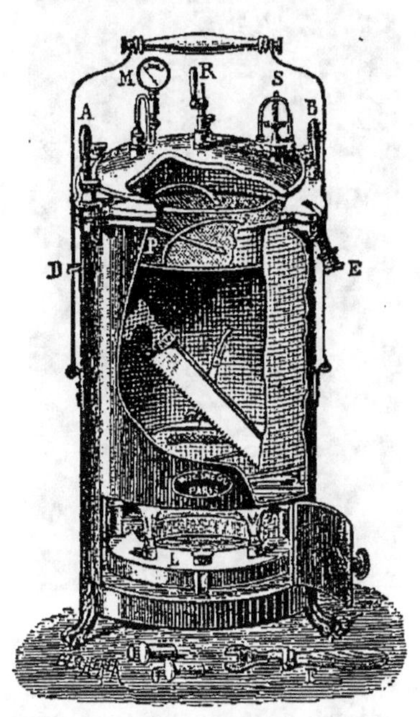

Fig. 37. — Autoclave du docteur Redard, pour la stérilisation des instruments de chirurgie et des objets de pansement par la vapeur humide, avec lampe à alcool à plusieurs mèches et poignée permettant l'emploi et le transport de cet appareil dans les salles des malades; deux paniers intérieurs en toile métallique, manomètre, soupape, etc.; dimensions intérieures: diamètre, 18 centimètres; hauteur, 25 centimètres.

pour la stérilisation du matériel chirurgical ; car il exige d'être exactement purgé d'air pour donner

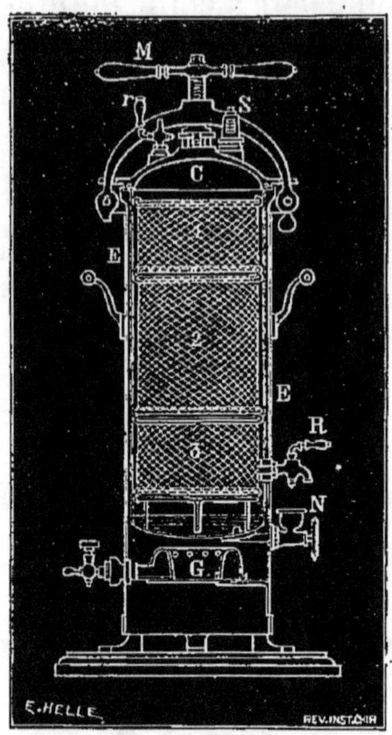

FIG. 38. — Autoclaves de Geneste, Herscher et Cie, pour la stérilisation par l'action directe de la vapeur sous pression. — Type n° 1 : diamètre, 18 centimètres; hauteur, 41 centimètres. Cylindre en cuivre. Fermeture à étrier. C, couvercle en bronze ; 1, 2, 3, paniers en fil de laiton étamé ; M, manœuvre de la vis de fermeture ; r, robinet d'échappement de vapeur ; R, robinet de niveau permettant d'introduire de l'eau dans le cylindre sans enlever le couvercle ; S, soupape à ressort ; G, rampe à gaz. Ce modèle est muni d'un manomètre placé comme celui de la figure 34.

réellement une température qu'on est toujours sûr d'obtenir avec l'appareil précédent dont la graduation manométrique est plus étendue.

C'est Lüer qui construisit l'autoclave de Redard (fig. 37), un des premiers appareils employés pour stériliser les instruments de chirurgie par la vapeur humide. Il en a fabriqué un autre mieux compris, mais aussi plus compliqué, pour Cardinal, de Barcelone.

Mariaud a fabriqué un autoclave portatif, analogue à celui de Redard : il est en cuivre rouge avec couvercle mobile en bronze, manomètre, robinet et soupape de sûreté, lampe à alcool.

Geneste, Herscher et Cie ont fait subir aux autoclaves quelques perfectionnements. Ainsi le type n° 1 (fig. 38) est fermé par un couvercle serré par un étrier à vis, ce qui rend singulière-

ment facile et plus rapide la fermeture de l'appareil. Trois paniers de dimensions différentes, en laiton étamé, contiennent les objets à stériliser, qui sont ainsi très aisément extraits de l'appareil.

Les dimensions des types n°s 3, 5 (fig. 39) ne permettant pas d'employer le mode de fermeture appliqué au type n° 1, le couvercle est fixé par des boulons à bascule. La soupape et le manomètre sont adaptés sur le

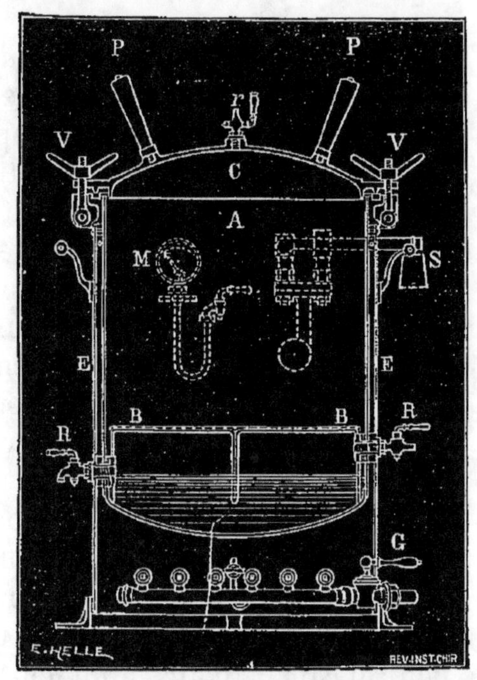

FIG. 39. — Type n° 3 : diamètre, 30 centimètres; hauteur, 41 centimètres. Type n° 5 : diamètre, 40 centimètres; hauteur, 70 centimètres. A, cylindre en cuivre formant le corps de l'autoclave; C, couvercle en bronze; V, V, boulons à bascule; P, P, poignées; r, robinet d'échappement de vapeur; R, robinet de niveau d'eau; R, robinet de purge d'air; M, manomètre; S, soupape à levier. Ces deux modèles, comme le précédent, comportent des paniers en fil de cuivre étamé.

corps même de l'autoclave. Ces accessoires sont ainsi moins exposés à une détérioration accidentelle que lorsqu'ils sont solidaires du couvercle.

Tous ces appareils sont disposés pour être chauffés par le gaz ou par l'alcool.

Stérilisation des compresses de toile ou de coton. —Les compresses de toile ou de coton servant, soit à maintenir aseptique le champ opératoire, soit à faire les pansements, doivent être stérilisées à l'autoclave. Mais, avant tout, il faut savoir se servir de cet appareil et le régler convenablement. Ainsi, les compresses abandonnées pendant une heure dans l'autoclave Wiesnegg, à une température de 133 à 134 degrés, peuvent cependant être mal stérilisées, et cela pour deux raisons :

1° L'autoclave peut mal fonctionner, le manomètre donnant des indications fausses;

2° L'air contenu dans l'autoclave et dans l'eau peut avoir été incomplètement chassé avant la fermeture du robinet de vapeur; dans ce cas, il se forme bientôt dans l'autoclave un mélange de vapeur d'eau et d'air, dont l'existence a pour effet de faire inscrire au manomètre une température supérieure à celle qui existe en réalité, l'air faisant monter l'aiguille à un degré de pression auquel est censée répondre une température donnée.

Le moyen suivant, mis en pratique par Quénu et F. Terrier, permet d'éviter ces deux causes d'erreur.

Les compresses lavées que l'on emploie sont d'abord plongées pendant un quart d'heure environ dans de l'eau stérilisée en ébullition, après quoi elles sont entassées, toutes dépliées, dans une boîte de nickel pur, dont la fermeture est dite

fermeture à baïonnette (fig. 40). A l'intérieur de
la boîte de compresses et au milieu d'elles on
place un petit tube de verre scellé à la lampe et
contenant un produit chimique qui entre en
fusion à une température déterminée. Si, l'opération étant terminée, la fusion a eu
lieu, on est certain alors d'avoir obtenu la température requise.

L'acide benzoïque, qui fond à
121 degrés, peut être utilisé. On peut
employer de la même façon l'acide
phtalique anhydrique, dérivé de
la naphtaline, qui se présente
sous forme d'aiguilles blanches,
fines, allongées : il fond à 129 degrés.

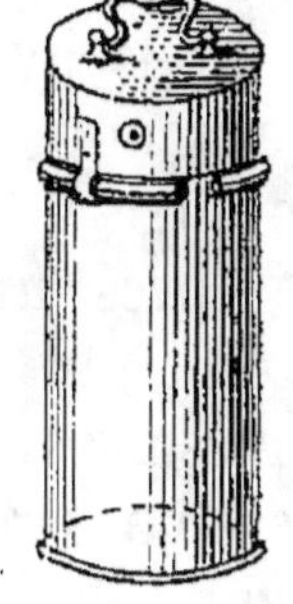

FIG. 40. — Boîte
nickelée avec
fermeture à
baïonnette
pour la stérili-
sation des
compresses,
des tampons-
éponges, des
fils à ligatures
et à sutures,
des drains.

On place la boîte sur la grille intérieure de l'autoclave et l'on ajoute
de l'eau filtrée bouillie à peu près
jusqu'au sommet de la boîte; on
ferme la boîte à demi, en prenant la
précaution de laisser librement ou-
verts les orifices qui permettent la
pénétration facile de la vapeur sous
pression dans l'intérieur de cette boîte et l'on
chauffe en ayant soin de laisser ouvert le robinet
d'échappement de la vapeur d'eau. Ce dernier n'est
fermé que lorsque le jet de vapeur est bien continu, c'est-à-dire lorsqu'il n'y a plus d'air à l'intérieur de l'appareil.

On continue à chauffer jusqu'à ce que l'aiguille
du manomètre atteigne 3 atmosphères, c'est-à-
dire 134 degrés. A ce moment, on règle le gaz en

éteignant le bec de moitié à peu près, de façon à obtenir une température constante de 134 degrés; si d'ailleurs cette température était dépassée, la soupape de sûreté, qui est réglée pour trois atmosphères, indiquerait immédiatement l'augmentation de la pression en laissant échapper de la vapeur d'eau.

Nous avons déjà dit que nous préférions de beaucoup l'autoclave à 4 atmosphères pouvant monter à 144 degrés.

Après une heure de stérilisation, le gaz est éteint, le robinet ouvert, et la boîte de compresses retirée dès que la température est redescendue à 100 degrés. L'acide phtalique contenu dans le petit tube fermé à la lampe est toujours fondu après une heure de chauffe. Le chirurgien peut ainsi se servir de compresses dont il est sûr; cette considération est suffisante pour faire adopter l'emploi du *tube-contrôle*[1].

Stérilisation des tampons-éponges. — Cette stérilisation se fera de la même façon que celle des compresses. Les tampons-éponges semblables au modèle figuré page 19, seront d'abord bouillis dans l'eau filtrée stérilisée, puis on les placera dans l'autoclave, dont on élèvera la température à 144 degrés, en prenant les mêmes précautions que pour les compresses.

Fils à sutures. — Aujourd'hui, les fils dont on

1. Quénu se sert de certains alliages, analogues à l'alliage Darcet; ces alliages, contenus dans des tubes fermés à la lampe, sont fusibles, les uns à 120 degrés, les autres à 143 degrés.

se sert le plus souvent pour les sutures sont tantôt des fils de soie, tantôt du catgut, et le plus souvent le crin de Florence.

Les sutures sont les unes *perdues* ou *profondes*, les autres *temporaires* ou *superficielles*. Pour les sutures perdues, c'est le *catgut* ou le *fil de soie* très fin qui est généralement employé; pour les sutures superficielles, c'est le *crin de Florence*.

Préparation du catgut. — Le catgut, dont Lister et ses élèves faisaient un grand usage dès le début de la méthode antiseptique, est, avons-nous déjà dit, de la corde à violon, tirée elle-même de l'intestin de mouton.

Le catgut est plus rarement employé aujourd'hui que lors de l'apparition de la méthode de Lister; et cela à cause de la difficulté que l'on éprouve à aseptiser et à maintenir aseptique une substance qui, de par sa nature, contient des micro-organismes.

Cependant, Larochette, de Lyon, a donné un procédé de stérilisation du catgut par la chaleur, utile à connaître[1] :

Ce moyen simple est le suivant : il consiste dans l'emploi d'un bocal à large ouverture, fermé par un bouchon de liège, mais d'un bocal de grande capacité, au fond duquel on place un peu de coton et par-dessus les cordes à stériliser.

Trois ouvertures sont pratiquées dans le bouchon permettant l'introduction dans le bocal-

1. Larochette, *Société des sciences médicales de Lyon*, séance du 7 mai 1890 (*Province médicale*, Lyon, 10 mai 1890, n° 19, p. 226).

étuve : 1° d'un thermomètre ; 2° d'un tube recourbé pour permettre l'évaporation de l'eau contenue dans les cordes ; 3° d'un régulateur, système Roux, pour régler la température.

Le bocal-étuve est placé dans un bain d'huile. On chauffe modérément, de façon à élever graduellement la température, et à permettre à l'eau emprisonnée dans les fibres de la corde de pouvoir se vaporiser facilement. Il faut, pour ainsi dire, dessécher lentement la corde ; là est tout le secret de la stérilisation du catgut par la chaleur. L'asepsie est complète après deux heures de chauffe à 140 degrés.

Enfin, avec une pince préalablement flambée au gaz, on retire de l'étuve les cordes stérilisées et on les conserve dans de l'huile d'olive, préalablement bouillie.

Des essais bactériologiques ont été faits par le docteur Roux sur le catgut ainsi préparé ; ils ont été négatifs ; l'asepsie était par conséquent complète.

Préparation de la soie. — La soie employée pour les ligature des vaisseaux doit être tressée, ronde ou plate et de dimensions variables : moyenne, grosse ou petite.

Au moment de s'en servir, on la fera stériliser, soit par l'ébullition dans de l'eau filtrée, soit mieux à l'autoclave dans une boîte de nickel à fermeture semblable à celle de la boîte qui sert à la stérilisation des compresses et des matériaux de pansement ou plus simplement encore dans une compresse stérilisée. Cette dernière façon de procéder est même préférable à la précédente, car elle ne rend pas la soie cassante.

On doit garder cette soie sur des bobines de verre (fig. 41) ou sur de petits tampons d'ouate hydrophile formant bobines.

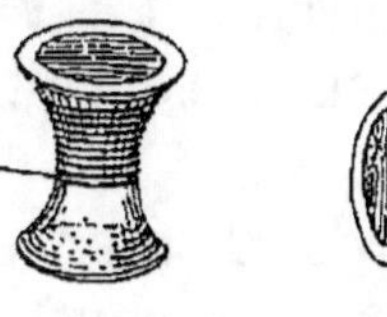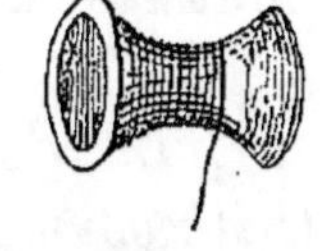

FIG. 41. — Bobines en verre pour enrouler les fils de soie.

Les bobines en verre doivent être assez volumineuses et n'être entourées que d'une couche relativement peu épaisse de fil, afin que celui-ci soit bien stérilisé dans l'autoclave. Les fils peuvent encore être enroulés sur de véritables cadres trian-

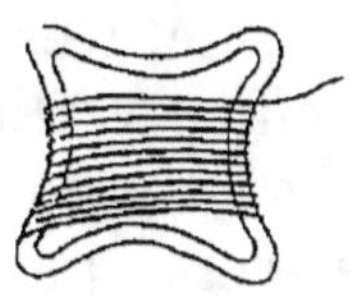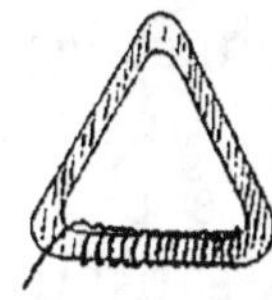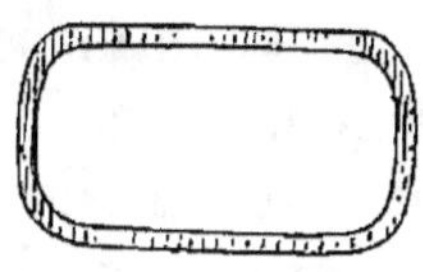

FIG. 42. — Cadres en verre pour enrouler les fils de soie.

gulaires ou quadrangulaires faits avec des tiges de verre recourbées à la lampe (fig. 42).

Les flacons dans lesquels ces soies enroulées sur des bobines sont conservées doivent être à large ouverture, fermés à l'émeri et contenir de l'eau stérilisée. Au moment de se servir de la soie ainsi conservée et par surcroît de précaution, il sera bon de la faire bouillir de vingt-cinq à trente minutes dans de l'eau stérilisée.

Comme on n'a pas grand'peine à rendre la soie stérile, on la préférera généralement au catgut dont la stérilisation est plus complexe, comme nous venons de le dire.

La soie est d'un emploi très commode; elle n'est ni raide ni glissante.

Il faudra la serrer modérément pour les sutures superficielles de peur qu'elle ne coupe les tissus; cet inconvénient est beaucoup moins à redouter pour les sutures profondes.

Crin de Florence. — Le crin de Florence (*Silkwormgut*), constitué par la glande sétigère des larves du *Bombyx mori*, convient pour toutes les sutures superficielles. Il offre toutes les garanties de facile stérilisation et de solidité; aussi remplace-t-il avec avantage les fils métalliques.

On le stérilise de la même façon que la soie.

Pour obtenir le crin de Florence, tel qu'il est dans le commerce, on met les vers à soie, très peu de temps avant de se transformer en chrysalides, dans du vinaigre; cette opération a la propriété de durcir les glandes salivaires des vers, que l'on retire au bout de trois à quatre jours.

Lavées et séchées, elles forment ce produit désigné vulgairement sous le nom d'intestins de vers à soie et qui provient exclusivement de leurs glandes salivaires. Au point de vue anatomique, le crin de Florence est une membrane transparente, mince, qui détermine la forme et la dimension de l'organe salivaire.

Tel qu'il est livré par le commerce, le crin de Florence, destiné aux sutures, n'est pas propre à l'usage chirurgical. Il a besoin d'être stérilisé, puis conservé aseptique. Nous n'insisterons pas sur sa stérilisation et sa conservation aseptique, qui s'obtiennent de la même façon que pour la soie.

On aura des crins de différente grosseur, les uns minces servant aux sutures superficielles, les autres d'une épaisseur assez grande pour les sutures profondes.

A défaut de crins volumineux, on en emploierait deux petits au lieu d'un, pour les rendre plus résistants pour chaque suture.

Drains. Préparation des drains. — Le drainage chirurgical s'effectue au moyen de tubes ou drains (fig. 43) en caoutchouc rouge, découpé à la scie dans un bloc de la substance, puis vulcanisé et convenablement désulfuré.

D'après Nicaise[1], un bon drain doit présenter : 1° des stries correspondantes aux traits de scie ; ce caractère est important à cause des falsifications nombreuses dont le caoutchouc est l'objet. Les tubes sans stries sont faits de débris de caoutchouc, avec lesquels on forme une pâte molle que l'on passe au laminoir ; on remplit ensuite avec de l'oxyde de zinc les vides qui existent dans la lamelle de caoutchouc ainsi préparée. Ce caoutchouc impur présente des taches blanches et se casse facilement ;

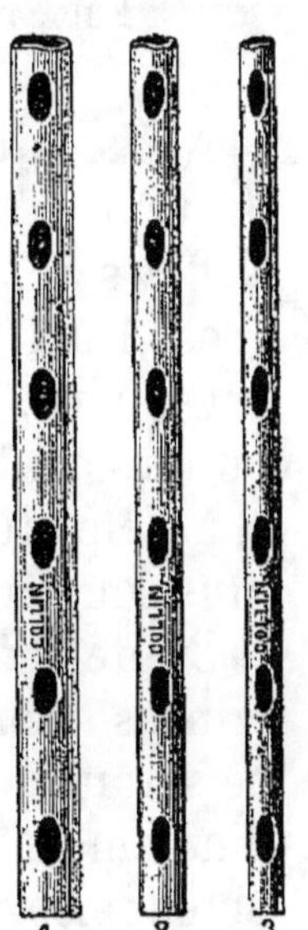

Fig. 43. — Drains en caoutchouc vulcanisé.

2° Un bon drain doit de plus flotter sur l'eau ;

1. Nicaise, *Du choix des tubes à drainage dits tubes de Chassaignac* (*Revue de chirurgie*, Paris, 1881, p. 1007).

3° Il doit être assez élastique pour être allongé de trois fois sa longueur sans se rompre.

Le drain rouge doit sa couleur à la combinaison de sulfure d'antimoine au caoutchouc pendant la vulcanisation. Il faut lui enlever son excédent de soufre pour lui faire perdre ses propriétés irritantes; or il suffit, pour cela, de le faire macérer pendant trois heures dans une lessive de soude chauffée à 60 ou 80 degrés :

> Carbonate de soude pur.... 1 kilogramme.
> Eau .... 10 —

Nous ajouterons que les parois des drains doivent être suffisamment épaisses pour ne pas s'affaisser : 2 à 2 1/2 millimètres pour les plus gros, 1 à 1/2 millimètre pour les plus petits.

On aura des drains de différents calibres, pour qu'ils soient appropriés à la quantité des sécrétions et à l'étendue des cavités. Ceux dont on se sert le plus souvent correspondent aux numéros 15, 20, 23 et 30 de la filière Charrière. Si cependant les plus minces semblaient encore trop volumineux, rien ne serait plus facile que de les sectionner longitudinalement et de se servir de la gouttière ainsi obtenue comme d'un drain ordinaire.

Les drains doivent être conservés dans de l'eau stérilisée contenue dans des bocaux bien hermétiquement fermés, après stérilisation dans l'eau bouillie ou mieux à l'autoclave. Au moment de s'en servir, on aura le soin de les faire stériliser de nouveau à l'autoclave à 130 degrés, après les avoir soumis à une nouvelle ébullition.

J. L. Championnière emploie souvent comme drains des tubes en caoutchouc durci (fig. 44), de forme conique, percés de nombreux trous et très résistants. Mèmes précautions antiseptiques pour les conserver et les utiliser.

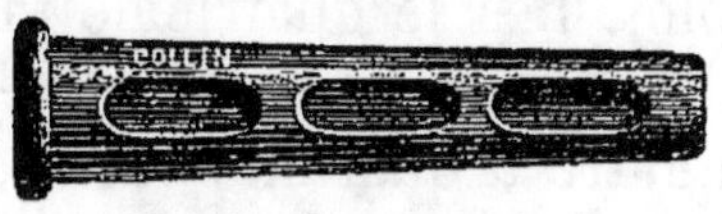

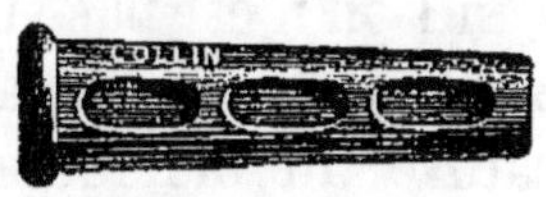

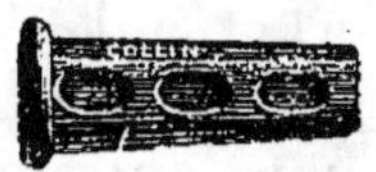

Les drains doivent être placés aux parties déclives et en nombre suffisant. On les maintient en place soit par un fil à ligature (crin de Florence ou fil de soie) prenant à la fois dans la même suture la peau et le drain, ce fil

FIG. 44. — Drains en caoutchouc durci.

est passé au moyen de l'aiguille de Reverdin, soit au moyen d'une épingle de nourrice stérilisée par le flambage.

Il vaut mieux enfoncer les drains à une profondeur variable en les multipliant que de les disposer en anse ; leur présence détermine ainsi moins d'irritation, tout en assurant l'écoulement des liquides. On doit poser les drains perpendiculairement ou tout au plus obliquement à la surface de section ; on leur donnera juste la longueur nécessaire pour affleurer la peau d'un côté et pénétrer de l'autre jusqu'au fond de la plaie.

Il ne faut pas irriguer un drain en place, sauf indications toutes spéciales ; on doit le retirer et le laver dans une cuvette pleine d'eau stérilisée.

En général, on doit réduire la durée du drainage; ainsi on supprimera les drains quatre à cinq jours après l'opération. On ne verra pas alors se former de trajets fistuleux, et de cette façon tombe une des principales objections faites à leur emploi. Dès le quatrième jour, le canal créé par le drain est bien formé et peut servir pendant vingt-quatre à quarante-huit heures à l'écoulement des dernières sécrétions.

Mais, si l'on n'est pas sûr de l'asepsie absolue de la plaie opératoire, si le pansement est souillé, si la température du malade ne se maintient pas aux environs de 37 degrés, on doit laisser le drain en place, et se borner soit à le raccourcir légèrement, vers le septième ou le huitième jour, soit à le remplacer par un autre drain plus étroit.

Si le drainage fonctionne bien et si la plaie reste aseptique, il ne se développe ni douleur, ni fièvre.

7. — Stérilisation des objets de pansement.

Les objets de pansement, tels que bandes, gaze ou ouate, vendus dans le commerce sous le nom d'antiseptiques avec enveloppe de papier par-cheminé, contiennent des germes, comme l'ont démontré L. Tripier et Arloing et comme nous l'avons constaté nous-mêmes. Il faut donc par une stérilisation absolue remédier à cet inconvénient fort sérieux.

L'étuve sèche du docteur Poupinel peut être utilisée à cet usage. Mais, outre que cette étuve est trop petite pour stériliser un grand nombre d'objets de pansement, elle a l'inconvénient de les détériorer : l'ouate, en particulier, en sort absolument roussie.

Au moyen des *autoclaves* déjà décrits, les objets de pansement sont stérilisés à une température variant entre 125 et 130 degrés. Mais ils sortent de l'autoclave imprégnés de vapeur ; une simple exposition à l'air suffirait pour les sécher, à la condition d'être dans un milieu aseptique, et encore on n'aurait pas de garanties suffisantes.

Léon Tripier a eu l'idée de faire construire un appareil qui sert à la fois de séchoir et de magasin pour les objets stérilisés au sortir de l'autoclave.

Il se compose d'un grand fourneau en tôle chauffé par une rampe à gaz. Il renferme trois récipients en cuivre rouge dont la capacité intérieure est calculée pour recevoir un panier en fil de laiton rempli de gaze ou d'ouate chauffées. Les récipients sont exactement fermés par un couvercle à large rebord muni à son centre d'un évent pour laisser échapper la vapeur d'eau.

Cet évent est garni d'un opercule métallique à mouvement horizontal, et d'un second couvercle formé d'une couche de coton pour empêcher la pénétration des germes. Enfin chaque récipient est muni d'un régulateur à mercure qui tient sous sa dépendance la portion de rampe à gaz destinée à son chauffage. La température est portée à 100 degrés dans le séchoir et se maintient à ce chiffre grâce au jeu du régulateur.

L'évent du récipient étant ouvert, la vapeur d'eau qui imprègne les objets de pansement s'échappe entièrement.

Quand la dessiccation est obtenue, on éteint la rampe à gaz et on laisse en place le coton couvercle, si bien que l'air qui rentre dans le récipient, pendant le refroidissement, se filtre à travers le coton et y laisse les germes qu'il renferme.

On a cherché à simplifier le dispositif de la stérilisation en réunissant dans un même appareil l'autoclave et le séchoir. On y arrive en donnant à la caisse un double fond, si bien que la vapeur peut à volonté pénétrer soit dans le double fond, soit dans l'intérieur de l'appareil. Cette disposition permet de stériliser d'abord les objets de pansement, puis de les sécher, en faisant passer la vapeur au moyen d'un simple tour de robinet dans le double fond. On vaporise ainsi l'eau condensée et l'on sèche rapidement les objets[1].

Étuve de Sorel à vapeur d'eau sous pression. — L'étuve de Sorel est pour l'instant le mieux compris des appareils destinés à stériliser les objets de pansement (fig. 45). Cette étuve[2] n'est qu'un autoclave modifié de telle sorte que les matériaux de pansement, stérilisés à la chaleur humide sous pression, sont desséchés ensuite dans l'appareil lui-même.

Dans cette sorte d'autoclave on introduit un cylindre en laiton dont le fond, à jour, est seulement muni d'un grillage métallique ; en haut, le

1. Fournie, *A propos de l'asepsie* (*Lyon médical*, n° 516, p. 593, 15 avril 1888).

2. Quénu, *Présentation à la Société de chirurgie* (*Bull. et Mém. de la Soc. de chir.*, Paris, t. XVI, p. 353, n° 6, 7 mai 1890).

cylindre porte une collerette qui fait joint sur deux
caoutchoucs, de sorte que la vapeur ne peut s'échap·
per que par l'intérieur du cylindre à travers les sub-

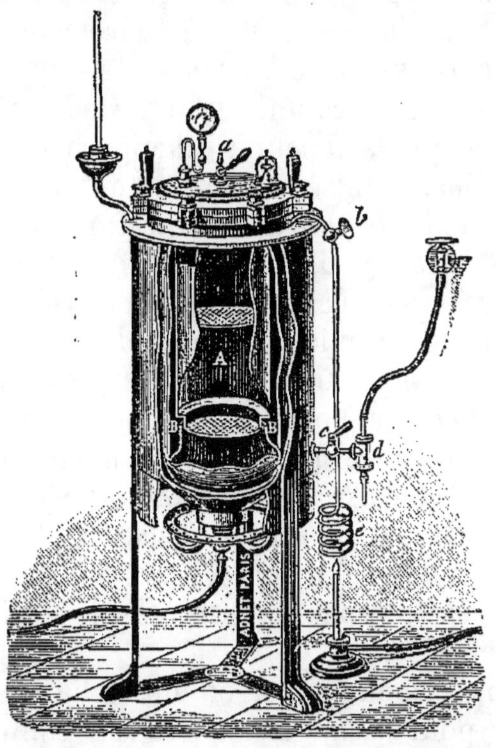

Fig. 45. — Stérilisateur pour matériaux de pansement, de Sorel
(dernier modèle). — A, cylindre où sont placés les matériaux
à stériliser; B, B', rigole annulaire recevant l'eau destinée à
être transformée en vapeur d'eau qui pénétrera en A; F, bec
Bunsen, destiné à porter au rouge le tube de platine d'entrée
pour l'air sec chargé de dessécher A; quand on ouvre le robinet b, de l'air stérilisé entre donc en A.

stances à purifier. Dans le fond de l'autoclave
existe une rigole annulaire qui reçoit de l'eau. Les
parois de l'autoclave sont creuses et renferment de
la glycérine; elles sont chauffées par le gaz; la

température du bain est maintenue constante grâce à l'emploi du régulateur d'Arsonval.

La rigole de l'autoclave étant remplie d'eau et l'appareil chauffé, on introduit les boîtes cylindriques remplies des objets à pansement, puis on ajuste le couvercle de bronze de l'appareil, en laissant ouvert le robinet qu'il porte à son sommet jusqu'à ce que la vapeur s'échappe bruyamment; l'air est ainsi expulsé, et l'on sait que c'est une condition essentielle pour la stérilisation. Le robinet est alors fermé, la distillation continue parce que le couvercle rayonne, et l'eau condensée retombe par un orifice circulaire ménagé dans la collerette du cylindre. Il y a ainsi mouvement continu de la vapeur, et celle-ci porte tous les points du cylindre à une température uniforme. La pression s'élève rapidement et se fixe à 1 kilogramme 2/3 (correspondant à 130 degrés), chiffre auquel le régulateur a été disposé une fois pour toutes. Au bout de dix minutes l'opération peut être arrêtée, la stérilisation est accomplie.

Dans un second temps, on dessèche les pansements : pour cela, on ouvre un robinet qui fait communiquer l'autoclave avec un tuyau vertical d'assez gros calibre, situé en dehors de l'appareil, et dans lequel on fait couler de l'eau froide. Cette eau aspire et condense la vapeur dégagée par les tissus mouillés; ceux-ci, étant maintenus chauds par le rayonnement de l'enveloppe, laissent rapidement évaporer l'eau, et, lorsque le manomètre accuse le vide, les tissus sont secs.

Il ne reste plus qu'à rendre l'air pour pouvoir ouvrir l'appareil. Comme garantie, on fait rentrer l'air à travers un tube de platine enroulé en spirale et porté au rouge, grâce à un petit bec de gaz. Alors on ouvre l'autoclave et on fixe les couvercles des boîtes où sont les objets de pansement.

Ces boîtes de nickel (fig. 46) ont des dimensions variables. Leur couvercle réalise la fermeture dite à baïonnette. Boîte et couvercle présentent latéralement une petite ouverture circulaire au niveau des surfaces de contact. Lorsque les orifices se correspondent, l'intérieur des récipients est en communication directe avec l'extérieur; c'est le dispositif qui permet la pénétration facile de la vapeur sous pression sur les objets placés dans l'intérieur du récipient au moment où s'opère leur stérilisation. L'opération terminée, on fait pivoter légèrement le couvercle de sorte que les deux ouvertures ne se correspondent plus et le contenu de ces boîtes se trouve ainsi à l'abri de l'air; de cette façon il est facile de le maintenir stérilisé pendant longtemps.

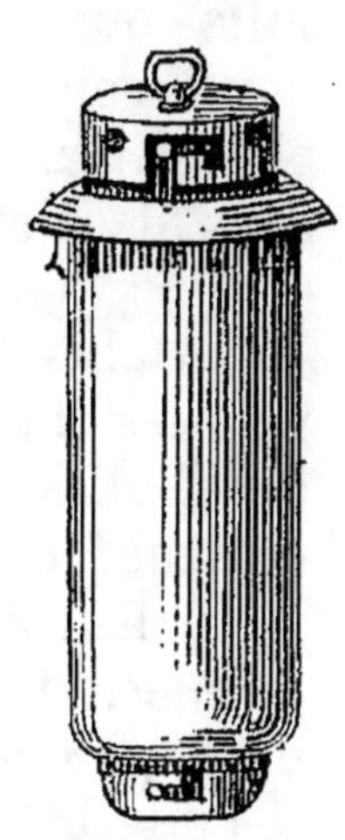

FIG. 46. — Boîte nickelée pour la stérilisation des pansements dans l'appareil Sorel.

Les dimensions des boîtes sont de 25 centimètres de hauteur sur 10 centimètres de diamètre pour le petit modèle, et de 32 centimètres de hauteur sur 27 centimètres de diamètre pour le grand modèle.

Au moment où l'on voudra se servir de l'ouate aseptique, conservée de cette façon, il faudra faire

pivoter les couvercles des boîtes en sens inverse de
leur fermeture, et saisir l'ouate avec des mains
préalablement aseptisées.

Mais il faudra veiller à ce que l'ouate ne soit pas
trop tassée dans les boîtes, d'abord pour qu'on
puisse l'enlever plus facilement de celles-ci, ensuite pour qu'on soit plus certain de sa stérilisation absolue, la chaleur pénétrant sans nul doute
plus difficilement dans l'ouate trop tassée que
dans de l'ouate mise en quantité moins considérable.

Certains pharmaciens vendent maintenant en
ville les objets de pansement tout stérilisés, dans
des boîtes en fer-blanc bien fermées, qui ne
doivent être ouvertes qu'au moment de s'en servir.

Au lieu d'ouate, on pourrait utiliser en temps
de guerre les approvisionnements de charpie dont
on dispose dans les hôpitaux militaires.

Cette idée a été réalisée d'une façon assez heu-
reuse par le médecin principal Léon Regnier, de
Nancy[1]. En stérilisant la charpie, même d'une
façon grossière dans de simples fourneaux de cui-
sine, ce chirurgien a eu des succès beaucoup plus
remarquables qu'en se servant des pansements
très coûteux, fabriqués depuis quelque temps avec
une profusion ruineuse.

La préparation de la charpie aseptique peut
s'exécuter aussi dans une étuve à air sec de
Wiesnegg ou dans une étuve quelconque à désinfection. La charpie doit être divisée en paquets
de 5 kilogrammes ; l'opération achevée, ces paquets

---

1. *Pansement à la charpie stérilisée* (*Congrès de chirurgie*,
Paris, p. 679, 1889, et *Gaz. hebd.*, Paris, 1890, p. 161).

doivent être enfermés dans des flacons bien bouchés et stérilisés, ou mieux dans des boîtes métalliques hermétiquement fermées.

Il serait préférable de placer d'abord la charpie, comme l'ouate, dans des boîtes cylindriques nickelées et de les porter ensuite, sans avoir à les retoucher, dans l'étuve Sorel.

En Allemagne et en Amérique, les procédés de stérilisation des objets de pansement nous ont paru

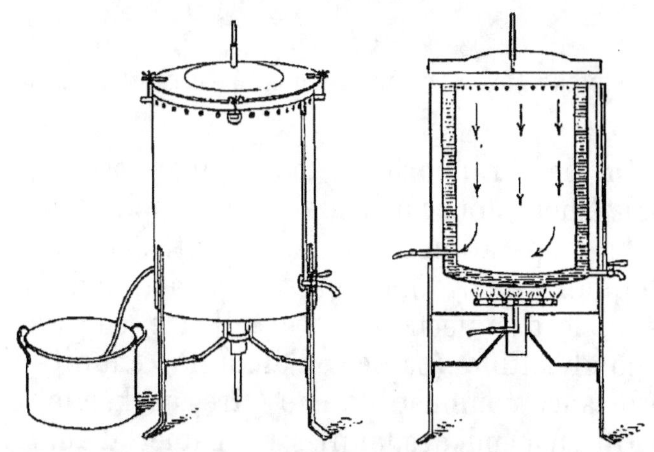

FIG. 47. — Appareil de Lautenschläger
(vu de côté et vu sur une coupe).

inférieurs aux nôtres. Ainsi, on se sert généralement d'un appareil construit par Lautenschläger, de Berlin, suivant les plans de Schimmelbusch[1].

C'est une sorte d'étuve (fig. 47) à vapeur, d'un prix modique et d'un emploi facile. La vapeur pénètre dans le récipient contenant les objets à

1. Pour plus de détails, voy. C. Schimmelbusch, *L'asepsie en chirurgie*, traduct. française, Paris, 1893, p. 94 et suiv.

stériliser, enfermés eux-mêmes dans des boîtes de métal à peu près semblables à celles que nous venons de décrire; elle déplace l'air atmosphérique et finalement s'échappe à travers un tube placé au fond de l'appareil, d'où elle est conduite extérieurement dans un seau d'eau froide où elle se condense. On laisse les objets à stériliser dans l'appareil pendant quarante-cinq minutes. On n'obtient avec cette étuve qu'une température très insuffisante de 100 degrés[1].

PANSEMENT ASEPTIQUE EXTEMPORANÉ AU PAPIER D'AMIANTE[2].

On peut rapporter à la méthode aseptique le pansement dont nous allons parler ici.

La préparation de ce pansement, découvert par Duquaire, de Lyon, est basée sur l'action de la chaleur, le désinfectant par excellence, sur un tissu incombustible (papier d'amiante) enduit d'une substance combustible fixe (cire, ozokérite, etc.).

On suspend des feuilles de papier d'amiante à un fil de fer tendu entre deux points. On enflamme les feuilles; la substance combustible brûle et avec elle tous les microbes. Le tissu incombustible reste alors sensiblement aussi résistant qu'avant le flambage. On l'applique directement sur la plaie, en

1. Gerster, *Asepsis and antisepsis* (*The American Journ. of the medical sciences*, Philadelphia, novembre 1891, p. 502 et suiv.).

2. Duquaire, de Lyon, *Pansement aseptique extemporané au papier d'amiante* (*Semaine médicale*, p. cxix, n° 30, Paris, 16 juillet 1890).

couche plus ou moins épaisse, et le pansement est maintenu par un bandage contentif approprié.

Duquaire se sert aussi d'un mackintosh spécial, qu'il interpose entre le papier d'amiante et le bandage, lorsqu'il désire faire le pansement occlusif ; c'est une feuille d'étain assez mince pour être souple, assez épaisse pour en permettre le flambage. Ce dernier flambage s'effectue en promenant horizontalement, et avec une certaine lenteur, l'une des faces lisses du mackintosh métallique au travers de la flamme du papier d'amiante qui dégage une chaleur très intense (Duquaire y a fait fondre du zinc, ce qui exige, comme on sait, une température de 500 degrés).

On allume le papier d'amiante au moment de l'appliquer sur la plaie, afin qu'il ne s'infecte pas au contact des poussières de l'air.

Pour ne pas infecter le papier ni s'infecter les mains pendant ces manipulations, on procède de la façon suivante :

Avant de se désinfecter les mains, on tend le fil de fer, on suspend les feuilles de papier d'amiante et on allume une lampe d'alcool ou une bougie ; c'est alors seulement qu'on fait un lavage minutieux des mains, et, dès lors, on ne touche plus aucun objet qui ne soit aseptique. Pour allumer le papier d'amiante, on prend la bougie par son manche latéral préalablement flambé, puis, après l'action du feu, on détache le papier aseptique en le tirant à soi.

Le papier d'amiante sert lui-même de réactif pour l'asepsie obtenue par le flambage.

En effet, ce papier contient environ 5 pour 100

de cellulose qui, en se carbonisant à partir de
200 degrés, prouve, par un simple changement de
couleur qui se produit dans toute l'épaisseur, que
l'asepsie est parfaite. Mais quelquefois, après le
flambage, un petit espace reste blanc, et par conséquent non désinfecté, alors on le rallume ou on
le sacrifie.

Ce réactif indicateur de l'asepsie, la haute température obtenue et le fait que le flambage a lieu
en présence du chirurgien, donnent à ce dernier
une certitude plus complète d'asepsie que tous
les autres procédés connus de désinfection.

Le procédé ingénieux de Duquaire a été l'objet
de plusieurs communications à la Société natio-
nale de médecine de Lyon, de la part d'Arloing,
d'Ollier et Chassagny qui en ont fait l'éloge[1].

Arloing a exposé les expériences pratiquées à
son laboratoire par Courmont, et qui démontrent
que l'asepsie du pansement de Duquaire doit être
considérée comme absolue. Une feuille de papier
d'amiante, plongée dans l'eau contenant des microbes (*Staphylococcus pyogenes aureus*), puis
séchée, fut divisée en deux parties égales dont
l'une fut flambée. Ensuite des fragments de chacune de ses deux moitiés furent distribués dans
des ballons Pasteur. Au bout de quelques jours,
on put constater que tous les ballons qui avaient
reçu le papier flambé contenaient un bouillon
absolument limpide, tandis que tous les autres
étaient troublés par des colonies de microbes.

Ollier a expérimenté et expérimente encore dans

1. Séance du 20 janvier 1890 (*Lyon médical*, 1890, p. 116).

son service le mode de pansement de Duquaire, et, sans se prononcer aujourd'hui d'une façon définitive, il a affirmé que les prévisions fondées sur le papier d'amiante ont toutes été remplies.

Le procédé de Duquaire peut, ainsi que l'a fait observer Arloing, rendre des services à la chirurgie hospitalière, dans les circonstances où l'asepsie absolue est particulièrement nécessaire, par exemple dans les laparotomies.

Toile d'amiante. — Au lieu de papier d'amiante, nous avons parfois employé comme pansement des plaies la *toile d'amiante*, qu'il suffit de flamber tout simplement au-dessus de la flamme d'une lampe à alcool, ou sur un bec Bunsen.

Au-dessus de la toile d'amiante ainsi stérilisée, nous avons l'habitude de placer une couche d'ouate aseptique. La même toile d'amiante peut servir indéfiniment pour le même individu; il suffit, à chaque renouvellement de pansement, de saisir la toile d'amiante avec une pince à forcipressure, de la flamber de nouveau et de la remettre sur la plaie.

De l'asepsie en ville et à la campagne.

A la campagne, le milieu où l'on opère est évidemment septique, mais il l'est infiniment moins que celui des grands hôpitaux, dans lesquels sont placés, dans une même salle, des malades qui suppurent et des malades non suppurants, c'est-à-dire dans *tous nos hôpitaux parisiens*.

C'est ce qui fait que l'on peut arriver, avec un déploiement moins considérable de stérilisateurs et d'autoclaves, à obtenir une asepsie suffisante pour assurer de bons résultats opératoires, à condition cependant que le malade ne présente pas une plaie primitivement infectée et que le chirurgien ne trouve pas exagérées les précautions prises pour assurer une propreté parfaite du malade et de son entourage.

De même en ville, si le chirurgien est appelé à faire une opération d'urgence, si le malade n'a pas le temps d'attendre, si c'est pour lui une question de vie ou de mort d'être opéré rapidement et le plus aseptiquement possible, il faudra savoir comment peut être pratiquée cette asepsie. C'est ce que nous allons essayer de faire comprendre.

Avec ce que l'on trouve ordinairement dans un ménage, soit : du sel, du carbonate de soude, une ou deux casseroles ordinaires et du feu, on pourra stériliser facilement l'eau servant aux lavages, les instruments et les matériaux de pansement.

1° Désinfection du malade. Asepsie cutanée préopératoire. — L'eau bouillie, salée à 6 ou 7 pour 1000, ou l'eau bouillie additionnée de carbonate de soude à 10 pour 1000, suffiront, avec une brosse raide et du savon, à aseptiser convenablement la surface sur laquelle devra porter le bistouri.

Si l'intervention n'est pas urgente, un pansement, fait avec des compresses de toile ou des mouchoirs bouillis dans l'eau salée, pourra être placé quelques jours avant l'opération sur les surfaces malades.

Au moment de l'intervention, même procédé de nettoyage des surfaces cutanées du malade. Il ne s'agit pas d'une propreté de surface : il faut non seulement que la peau soit rasée et privée de tous les germes qui pourraient provoquer la suppuration, mais aussi qu'elle soit maintenue aseptique au moyen de compresses trempées dans l'eau bouillie salée.

2° *Asepsie du chirurgien et de ses aides*. — Il faut aussi que le chirurgien et ses aides, avec leurs mains, n'apportent aucun élément infectieux sur la surface opératoire. Dans ce but, il est indispensable que les mains soient brossées, savonnées dans l'eau bouillie salée. Il faut que la brosse poursuive les microbes sous les ongles et dans toutes les rainures où ils pourraient séjourner.

Avant de pratiquer ce nettoyage des mains, des ongles et des avant-bras, le chirurgien et ses aides enlèveront leur veste, relèveront leurs manches de chemise au-dessus des coudes, se mettront autour du cou une serviette et se procureront un tablier.

Lorsque cette désinfection aura été effectuée, il faudra veiller à ne pas porter les mains au visage, aux cheveux ou aux tabliers, ni aux serviettes ou aux draps voisins. Ce serait autant d'occasions de réinfection.

Il faut avoir soin de ne pas s'essuyer les mains ; il faudra les immerger souvent dans des cuvettes placées près du lit ou de la table d'opération, cuvettes qui seront remplies d'eau salée bouillie, et garder ainsi les mains sans cesse humides.

3° *Stérilisation de l'eau.* — Nous venons de voir que l'eau destinée aux lavages du malade, du chirurgien et des aides devra être de l'eau salée à 6 ou 7 pour 1000 ou de l'eau additionnée de carbonate de soude à 10/1000.

Cette même eau, ainsi stérilisée, sera employée pour les lavages de la plaie opératoire. On ne peut contester l'extrême simplicité de son emploi et son innocuité sur les tissus.

4° *Stérilisation des instruments, des cuvettes, des compresses isolantes, des tampons-éponges, des fils à ligatures et à sutures, des drains.* — Le flambage peut être recommandé pour stériliser les instruments. A la campagne, il peut être fait avec une poignée de paille, du papier, une bougie, une lampe à alcool. Il suffit de laisser les instruments en contact avec la flamme pendant quelques secondes.

Si l'on a à sa disposition de l'alcool ou de l'eau-de-vie, on peut en verser une certaine quantité dans un récipient quelconque (cuvette ou assiette creuse), puis y placer les instruments et allumer. Ce *punch aux instruments* est le procédé qu'emploient en ville certains accoucheurs pour stériliser leur forceps.

Le flambage est surtout suffisant pour les instruments mousses ; mais, pour les instruments tranchants, il faut craindre la détrempe qui s'ensuivrait. Aussi conseillerons-nous de faire bouillir les instruments, soit dans l'eau simple, ou mieux filtrée, soit dans l'eau filtrée additionnée de carbonate de soude à 10/1000.

Nous répéterons ce que nous avons dit déjà à ce sujet, c'est-à-dire de faire bouillir cette eau, et de n'y placer les instruments que quand elle sera en pleine ébullition. On évitera ainsi de rouiller les instruments.

Dans l'eau carbonatée, les instruments ne sont en aucune façon altérés; c'est même un excellent procédé à employer pour les nettoyer.

Même façon d'agir pour stériliser les cuvettes.

Il faut se garder de placer les instruments dans l'eau salée; ils se couvriraient de taches noirâtres et seraient très vite détériorés.

Au contraire, dans l'eau salée on pourra faire bouillir les compresses isolantes, servant à protéger le champ opératoire, ainsi que les tampons d'ouate hydrophile destinés à éponger la plaie, et aussi les drains, les fils à ligatures (fils de soie) et les fils à sutures (crins de Florence).

A défaut de tampons d'ouate, on pourra facilement se servir des compresses isolantes comme éponges.

Pour que l'ébullition soit suffisante, il faudra qu'elle ait lieu au moins pendant une demi-heure, la chaleur, comme l'on sait, réalisant d'une façon merveilleuse l'asepsie idéale.

5° *Stérilisation des objets de pansement.* — Quant aux objets de pansement, c'est encore au feu que l'on aura recours pour les stériliser.

On fera bouillir des compresses de tarlatane ou de toile, ou de vulgaires mouchoirs dans l'eau salée ou carbonatée, et l'on en appliquera une ou deux sur la plaie suturée et drainée. On mettra au-dessus de l'ouate recouverte d'une bande de toile ou de tarlatane stérilisée aussi par l'ébullition.

Les pansements à la campagne coûtent fort cher; aussi doit-on les réduire le plus possible. Un seul pansement, celui fait à la fin de l'opération, doit suffire souvent pour guérir la plaie opératoire, si l'intervention a été menée d'un bout à l'autre aseptiquement.

CHAPITRE IV

Méthode mixte.

Quand on pourra pratiquer l'asepsie absolue, la propreté idéale, ce sera certainement la méthode de choix, celle, nous ne saurions trop le répéter, à laquelle nous donnerons toujours la préférence.

Mais, en thèse générale, dans le but d'avoir plus de garanties au point de vue opératoire, il sera bon de conserver l'antisepsie pour un certain nombre de choses. Le plus souvent donc la méthode sera *mixte* (F. Terrier).

La méthode mixte, comme son nom l'indique, consiste à n'employer de solutions antiseptiques que pour la désinfection du champ opératoire, des mains du chirurgien et des aides, pour les surfaces suppurantes que l'on trouve au cours d'une opération, pour la stérilisation des fils à ligatures et à sutures, et des drains en caoutchouc.

Les instruments sont aseptisés au moyen de l'étuve sèche ; les compresses isolatrices, les tampons d'ouate servant à éponger, ainsi que les matériaux de pansement, au moyen de l'autoclave.

Dans cette méthode, le bichlorure de mercure est adopté en solution à 1/1000 et à 1/2000.

La solution de bichlorure de mercure à 1/1000 sert à nettoyer le champ opératoire, immédiatement avant d'intervenir, après lavages du champ opératoire au savon, à la brosse de crin et à l'éther. Elle sert aussi à stériliser les mains avant toute intervention, après leur lavage et leur brossage au savon dans l'eau ordinaire de préférence bouillie, puis dans un courant d'eau filtrée au filtre Chamberland.

A 1/2000 la solution de bichlorure d'hydrargyre est utilisée pendant les opérations ; elle sert à l'immersion des mains du chirurgien et des aides.

Le même antiseptique à 1/1000 peut servir pour l'antisepsie des fils à ligatures et des crins de Florence.

Ces fils à ligatures sont des fils de soie tressée blanche. Il y en a de cinq grosseurs, qui correspondent aux numéros 0, 1, 2, 4 et 5. Cette soie, enroulée autour de bobines en verre, préalablement plongées dans de l'eau stérilisée bouillante, est placée dans une solution de sublimé à 1/1000 et y séjourne pendant quelques jours. De plus, avant chaque opération, on a soin de faire bouillir la bobine dans la solution même de bichlorure. Il faut avoir soin de ne faire bouillir qu'une ou deux fois cette soie, car elle serait altérée par des ébullitions successives et se casserait facilement.

Les crins de Florence qui servent à faire les sutures, soit profondes, soit superficielles, sont traités de la même façon que la soie. D'abord plongés dans la solution de bichlorure de mercure à 1/1000, ils sont bouillis avant chaque opération, ce qui ne les altère qu'à la longue.

Au lieu de solution de bichlorure, quelques chirurgiens préfèrent l'usage de la solution phéniquée au 20°.

Depuis quelque temps, à l'hôpital Bichat, la stérilisation des fils de soie et des crins est obtenue par une ébullition dans l'eau filtrée et stérilisée, puis par le séjour pendant une demi-heure dans l'autoclave porté à 130 degrés.

Un autre procédé consiste à les faire bouillir dans le bichlorure de mercure au 1000ᵉ, puis de les placer dans l'autoclave, ce qui les rend cassants, inconvénient sérieux.

Dans un troisième procédé, qui nous a donné de bons résultats, on fait bouillir les fils dans la solution phéniquée au 20ᵉ, puis on les met dans l'autoclave à 135 degrés; enfin, au moment de les employer, on leur fait subir une deuxième ébullition dans la solution phéniquée.

Les tubes en caoutchouc pleins, les tubes à drainage sont conservés dans la solution de bichlorure d'hydrargyre à 1/1000. Cette conservation n'a qu'un inconvénient, c'est de les colorer en noir, soit par suite de la formation du sulfure de mercure, soit parce qu'une petite quantité de mercure est réduite et se dépose à leur surface. Pour éviter cet inconvénient, nous conseillons de conserver ces tubes dans la solution de chlorure de zinc à 1/100. En tout cas il faut les faire bouillir dans la solution de bichlorure au 1000ᵉ avant de s'en servir.

Les compresses en toile ou en coton, bien ourlées, qui servent à abriter les parties entourant le champ opératoire et qui, dans les laparotomies, servent à relever les anses intestinales, et souvent aussi à faire la toilette péritonéale, doivent être stérilisées à l'autoclave et à 135 degrés centigrades.

Elles doivent être maintenues pendant une demi-heure au moins à cette température.

On peut les utiliser tout de suite, et alors elles sont encore chaudes, voire même trop chaudes; aussi est-il nécessaire de les refroidir avec de l'eau stérilisée bouillie tiède. Si, au contraire, elles sont stérilisées d'avance, ce qui est le cas le plus fréquent, il faut les échauffer en les humectant avec de l'eau stérilisée bouillie chaude, ou en plongeant le récipient métallique qui les contient dans une cuvette pleine d'eau bouillante.

Donc, dans la méthode mixte, on joint l'antisepsie à l'asepsie, dans le traitement des plaies opératoires aseptiques.

Comme l'a dit E. Kummer[1], dès qu'il s'agit d'une plaie infectée, les antiseptiques chimiques reprennent leur droit; pour choisir celui qui est le mieux approprié à chaque cas, il faut, outre le tact chirurgical, une bonne éducation pratique.

Ce sera le sublimé qu'il sera préférable de choisir, à doses très faibles.

Étant donnée notre *déplorable* organisation hospitalière, cette méthode mixte nous paraît offrir plus de sécurité que la méthode aseptique pure, puisque le sublimé, ce puissant germicide, vient ajouter ses effets à ceux de la stérilisation par la chaleur sèche ou humide. De plus, la faible quantité de solution désinfectante employée n'expose pas aux accidents produits par des solutions antiseptiques fortes.

1. E. Kummer, *loc. cit.*

CHAPITRE V

Antisepsie et asepsie des régions.

Toutes les régions où l'on doit porter le bistouri doivent être soigneusement désinfectées. Cette désinfection doit être *pré-opératoire, opératoire* et *post-opératoire*.

I. Antisepsie et asepsie cutanées. — Nous passerons à dessein sous silence tout ce qui concerne l'antisepsie et l'asepsie cutanées; nous avons suffisamment insisté sur cette question, et nous renvoyons aux chapitres qui les concernent[1].

Rappelons seulement que l'antisepsie cutanée doit être *mécanique* et *chimique* pour être complète et que l'asepsie cutanée est simplement *mécanique*.

Nous passerons aussi sous silence tout ce qui a rapport à l'antisepsie ou à l'asepsie du chirurgien et des aides, c'est une question que nous considérons comme suffisamment connue après le luxe de détails que nous lui avons déjà consacré[2].

II. Antisepsie et asepsie oculaires. — On doit être très réservé pour l'emploi des antiseptiques dans

1. Voy. p. 15, 16, 20, 51 et 52.
2. Voy. p. 14, 52, 53 et 54.

cette région. On aura surtout recours à l'eau stérilisée ou bien encore à la solution boriquée à 4 pour 100 pour les lavages de l'œil, des paupières, des culs-de-sac conjonctivaux. On pourra aussi, à l'exemple du professeur F. Panas, se servir de la solution suivante de biiodure de mercure :

Biiodure de mercure......   5 centigrammes.
Alcool absolu............   20 grammes.
Eau filtrée bouillie.......   1000   —

Si l'on voulait se servir de sublimé, il faudrait n'user que d'une solution à la dose de 1/5000.

Les sourcils, avant d'être lavés avec ces solutions, devront être savonnés et brossés. On appliquera ensuite au préalable des compresses boriquées sur eux et les paupières quelques jours avant l'opération.

Pour le lavage des culs-de-sac conjonctivaux, on emploiera, après anesthésie de la cornée avec une ou deux gouttes de la solution de cocaïne au 20e, un tampon d'ouate stérilisée imprégné de la solution boriquée ou de la solution de biiodure; il suffira de laisser tomber le liquide dans l'œil en exprimant fortement le tampon.

On peut aussi user d'un certain nombre d'appareils dits *compte-gouttes*. Le plus simple de tous, et en même temps le plus commode, consiste en un tube de verre effilé à l'une de ses extrémités et entouré ou, pour mieux dire, prolongé à son extrémité opposée par un tube de caoutchouc fermé. On comprime le tube de caoutchouc entre deux doigts pour expulser un peu d'air de l'appareil, puis on

plonge l'extrémité effilée du tube de verre dans la
solution antiseptique, en ayant soin de cesser aussitôt la compression du tube de caoutchouc. Le
calibre de ce dernier revenant à son état normal, il
se fait un vide, et le liquide monte dans l'appareil.

Veut-on maintenant faire un lavage des culs-de-
sac conjonctivaux : il suffit, après avoir écarté les
paupières à l'aide de la main gauche, de presser
quelque peu sur le
tube de caout-
chouc, comme le
représente la figure
ci-contre (fig. 48).

Dans un service
d'ophtalmologie
bien organisé,
chaque malade doit
avoir son compte-
gouttes stérilisé par
l'ébullition, et ce
compte-gouttes
doit être conservé
dans un bocal de
verre bien bouché

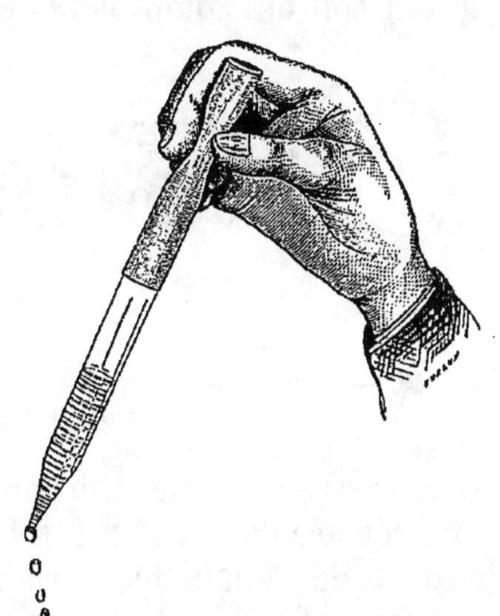

FIG. 48. — Compte-gouttes.

plein d'eau boriquée, pour servir aux instillations
oculaires que le malade peut parfois pratiquer
lui-même.

Le professeur F. Panas se sert de préférence
d'une petite seringue à *canule spatuliforme*
(fig. 49) pour les lavages des culs-de-sac conjonctivaux. Cette seringue pourrait être faite
comme les seringues aseptiques de Roux, de De-

bove, de Malassez ou de Straus[1], elle serait alors très facilement stérilisable par l'ébullition.

Les instruments servant aux opérations ophtalmologiques seront stérilisés soit à l'étuve sèche, par exemple dans l'étuve de Poupinel, soit par le stérilisateur Mally à la glycérine (voy. p. 89), ou plus simplement encore par l'ébullition dans l'eau filtrée bouillie.

Les substances employées pour les pansements seront soit des compresses de toile ou de tarlatane

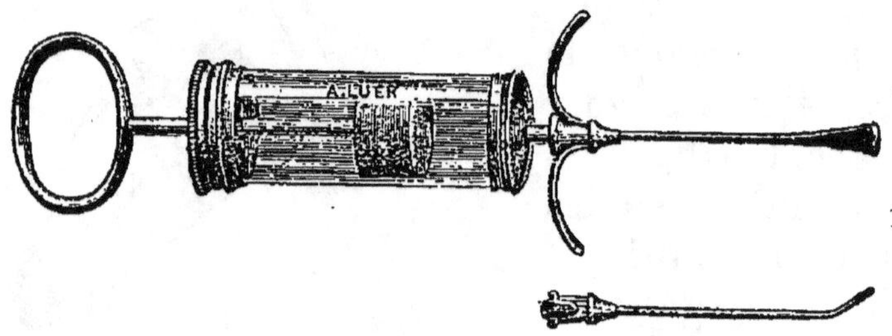

FIG. 49. — Seringue du professeur Panas. — Embout vu de face et de profil.

stérilisées à l'autoclave ou par l'ébullition plusieurs fois répétée dans l'eau filtrée bouillie; soit de la gaze et de l'ouate iodoformées ou du lint et de l'ouate boriqués, découpés en rondelles.

Toute lésion traumatique des paupières sera pansée avec de la vaseline boriquée à 2 pour 30, placée sur un morceau de lint boriqué sec recouvert d'ouate boriquée et d'une bande de tarlatane ou de flanelle stérilisée.

III. ANTISEPSIE NASALE. — Avant de procéder

1. Voy. *Manuel de petite chirurgie*, de A. Jamain, F. Terrier et M. Péraire, Paris, 1893, p. 636 et 637.

à une intervention chirurgicale quelconque dans les fosses nasales, il faut autant que possible antiseptiser cette région. Les antiseptiques forts n'y sont pas de mise; on administrera donc plusieurs injections avec la solution boriquée chaude. Au lieu d'acide borique, on pourra encore se servir d'une solution chaude de sublimé à 1/5000.

Les appareils destinés à faire les injections dans les fosses nasales seront soit une seringue en verre que l'on pourra facilement désinfecter par l'ébullition, soit un vulgaire irrigateur, soit de préférence le siphon de Weber, ou celui du professeur S. Duplay. Si l'on se sert de l'irrigateur, on le désinfectera préalablement en y faisant passer un courant d'une solution de sublimé à 1/1000 ou mieux d'acide phénique à 50/100.

Le malade debout ou assis, la tête un peu penchée en avant au-dessus d'une cuvette, on introduira la canule de l'irrigateur dans la narine en la dirigeant de telle façon que le courant de liquide soit lancé du côté de l'arrière-cavité pharyngienne. Pour oblitérer plus facilement la narine dans laquelle on placera la canule de l'irrigateur, on pourra garnir celle-ci de caoutchouc, ce qui permettra d'appuyer plus facilement sur l'aile de la narine sans éprouver la moindre douleur. Lorsque la canule sera placée, on ouvrira à moitié le robinet de l'irrigateur, et le liquide, lancé dans la cavité nasale, pénétrera dans l'arrière-cavité, pour revenir par la narine du côté opposé. Tout d'abord le liquide passera un peu dans le pharynx; mais après une certaine habitude, et en recommandant au malade de respirer par la bouche, le voile du palais oblitérera complètement la partie supérieure du pharynx et permettra au jet de liquide de s'écouler entièrement par la narine laissée libre.

On pourra aussi, avons-nous dit, se servir avec avantage du siphon de Th. Weber, de Halle, ou de celui du professeur S. Duplay.

Ce dernier, représenté ci-contre, se compose d'un vase en verre offrant à sa partie inférieure une tubulure ; un tube en caoutchouc, sur le trajet duquel est disposé un robinet et qui se termine par une canule appropriée, permet de conduire le liquide jusque dans la narine. On conçoit que, selon la hauteur à laquelle on place le vase, on obtient un courant de force variable ; d'ailleurs, cet écoulement peut être encore modéré par le jeu du robinet placé sur le trajet du tube en caoutchouc et à la portée du malade qui prend son irrigation.

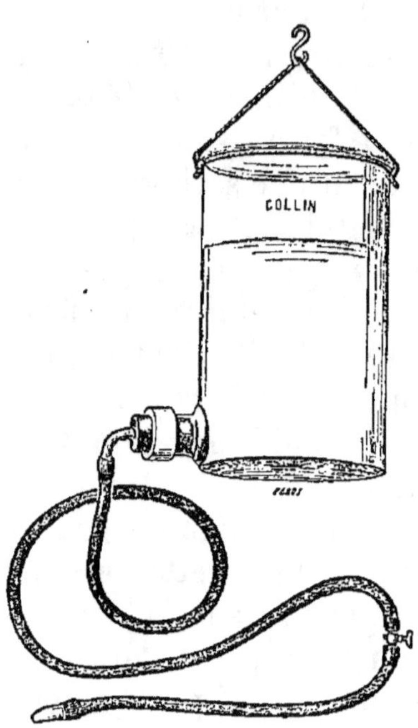

FIG. 50. — Appareil du professeur S. Duplay.

Avant de faire pénétrer la canule dans la narine, on devra désinfecter cette canule, généralement en ivoire ou en verre, en la faisant bouillir dans la solution antiseptique choisie.

Le même procédé de désinfection est utilisable pour tous les instruments servant aux opérations pratiquées sur ou dans le nez.

Les pansements seront faits avec de l'ouate ou de la gaze iodoformée.

IV. ANTISEPSIE AURICULAIRE. — La désinfection de l'oreille s'effectuera comme pour les fosses nasales, au moyen de solutions antiseptiques faibles (acide borique à 4/100, sublimé à 1/5000).

Pour les *injections dans l'oreille*, on se servira d'une seringue dont le siphon sera terminé en olive percée d'un seul trou à son sommet. Ces injections pourront être faites aussi avec un irrigateur ordinaire ou avec le siphon de S. Duplay. Afin de faciliter ces injections, Galante a inventé une canule conique en caoutchouc simple, creusée d'une

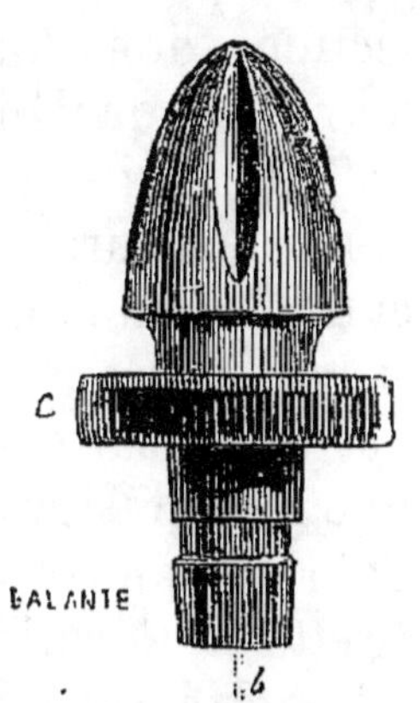

FIG. 51. — Canule de Galante.

rigole; cette canule (fig. 51) peut être adaptée à une seringue, à un irrigateur, ou à un siphon quelconque.

Tous les instruments destinés aux opérations dans l'oreille seront stérilisés soit par la chaleur, soit par l'ébullition dans l'eau filtrée bouillie ou dans une solution antiseptique, comme s'il s'agissait d'une opération quelconque. Cette précaution est particulièrement à recommander dans l'usage des sondes d'Itard qui ont été jadis des agents de transmission de syphilis.

Après avoir désinfecté l'oreille par les lavages, on placera dans le conduit auditif une petite boulette d'ouate iodoformée ou d'ouate boriquée formant tampon et destiné à servir de pansement.

V. Antisepsie buccale. — Les découvertes récentes ont démontré que la bouche humaine était un milieu des plus favorables à la réception des germes pathogènes et qu'un certain nombre d'affections, dont l'origine restait mystérieuse, avaient leur point de départ dans la cavité buccale.

Cette cavité a été comparée avec raison à une étuve à culture, réalisant les conditions de chaleur et d'humidité que comporte un tel appareil.

Les schyzomycètes de cette cavité, bien étudiés par W. Vignal, sont extrêmement nombreux. On sait que les parasites pyogènes et que le pneumocoque de Friedländer en sont les habitants ordinaires (Netter). Cornil et Renaut [1] ont simultanément démontré que les laryngites nécrosiques (laryngotyphus) ont pour agents pathogènes les parasites de la bouche et de l'arrière-gorge auxquels les lésions de la laryngite typhoïde constituent simplement des portes d'entrée [2]. Ce sont les microbes buccaux qui produisent les angines infectieuses, et très souvent aussi les adéno-phlegmons ganglionnaires du cou.

Eu égard à la quantité de microbes qui habitent la bouche, il est nécessaire de poursuivre l'antisepsie de cette région avec le plus de soin possible;

1. Voy. Lemoine, *De l'antisepsie médicale*, thèse d'agrégation en médecine, Paris, 1886, p. 84.
2. Vinay, *Manuel d'asepsie*, p. 376, Paris, 1890.

on évitera ainsi les accidents dont nous venons de parler. De plus, lorsqu'il sera nécessaire d'intervenir chirurgicalement sur cette région, qu'il s'agisse des lèvres, des joues, des mâchoires, des dents ou de la langue, la désinfection préalable aura mis les surfaces opératoires dans d'excellentes conditions pour une guérison rapide. L'action de cette désinfection est tellement évidente que certains individus atteints de lésions inopérables sont notablement soulagés par le fait seul de ces soins de propreté.

Cette antisepsie buccale doit être établie dès la première enfance. Bien que difficile à réaliser, son importance est tellement grande qu'elle ne doit être en rien négligée.

Comme l'a dit Le Gendre [1], dès que l'enfant commence à s'alimenter avec des aliments solides, c'est-à-dire laissant des résidus dans les interstices des dents, on devrait, par des lavages, après chaque repas, chasser ces résidus ; puis apprendre à l'enfant, dès qu'il est en état de le faire lui-même, à se rincer soigneusement la bouche, non seulement après chaque repas, mais chaque fois qu'il a mangé entre les repas du pain, des gâteaux et des sucreries.

Galippe a bien démontré que tous les aliments sucrés fournissaient un terrain de culture, très favorable à l'évolution des microbes buccaux et, par suite, à la carie dentaire.

D'où la nécessité des *dentifrices* et des *gargarismes*.

Les dentifrices sont très nombreux. Les uns

1. Le Gendre, Barette et Lesage, *Traité pratique d'antisepsie*, Paris, 1888, p. 188.

sont à l'état de liquide, telles sont les solutions antiseptiques ; d'autres sont pulvérulents, comme la poudre de charbon, de quinquina, de corail, de carbonate de magnésie, l'os dorsal de sèche pulvérisé, etc. Ces poudres agissent mécaniquement.

Pour faciliter la toilette de la bouche, pour débarrasser la surface des dents et surtout leur collet des corps étrangers qui s'y déposent, on se sert de petites brosses en crin dites *brosses à dents*. Quelles sont les meilleures, les brosses molles ou les brosses dures? Les brosses dures paraissent avoir l'avantage de stimuler les gencives frappées d'atonie. Elles seront donc préférées.

Quelles qu'elles soient, ces brosses doivent être conservées continuellement immergées dans une éprouvette en verre contenant une solution de sublimé ou de biiodure d'hydrargyre à 1/2000 ou de chloral à 1/100, ou encore d'eau filtrée bouillie contenant quelques gouttes d'acide thymique.

Les poudres dentifrices que nous recommanderons seront celles de craie lavée et de carbonate de magnésie. On pourra leur incorporer du bicarbonate de soude, du chlorate de potasse, de l'acide borique finement pulvérisé, du salol, de la saccharine. On aromatisera avec quelques gouttes d'essence de menthe, d'anis ou de rose.

« Dans la plupart des maladies fébriles, la salive devient acide, les enduits saburraux constitués par des amas de cellules organiques en voie de décomposition, offrent un terrain de pullulation aux microbes[1] ». D'où la nécessité de

---

1. Le Gendre, *loc. cit.*, p. 189.

laver la bouche et de nettoyer les dents avec une solution alcaline.

Il est nécessaire en outre de faire de temps en temps le nettoyage des dents avec quelques gouttes d'une solution alcoolique de *quillaya saponina* placées sur une brosse à dents préalablement humectée d'une solution antiseptique.

Il est bon aussi d'utiliser les gargarismes sous forme de *bains locaux*. Dans ce cas, le malade garde pendant un certain temps dans sa bouche la solution antiseptique employée.

Mais, quand il s'agit de la cavité buccale, le choix des antiseptiques est très délicat et très limité.

Miller a montré que le meilleur antiseptique buccal était une solution de deutochlorure de mercure à 1/1000 ou même à 1/5000; mais il faut être certain que le malade n'a pas de stomatite; auquel cas il faudrait renoncer à l'utiliser, dans la crainte de voir cette stomatite s'exagérer.

L'acide phénique a une action microbicide plus faible ; aux doses où il faudrait s'en servir pour le rendre absolument antiseptique, il serait trop caustique et serait difficilement supporté par les malades.

Le chloral à 1 pour 100 peut être utilisé avec avantage. Il en est de même de la solution bori-quée à 4/100.

Bien entendu, il ne faut pas laisser de chicots, vrais foyers d'infection, dans les alvéoles, et les dents doivent être débarrassées des taches qui se montrent sur leur surface ou du tartre qui se dépose dans leur interstice.

Nous n'avons pas à insister sur ces petites opérations généralement confiées aux dentistes.

VI. ANTISEPSIE DU PHARYNX. — L'antisepsie du pharynx sera faite soit par le malade lui-même, au moyen de simples gargarismes antiseptiques, soit à l'aide d'appareils spéciaux projetant des solutions antiseptiques dans le pharynx.

Quand on voudra se gargariser, on prendra dans sa bouche une petite quantité de liquide et l'on renversera la tête en arrière; la base de la langue, venant s'appliquer sur la paroi postérieure du pharynx, empêchera le liquide d'être avalé; puis on chassera lentement l'air qu'une longue inspiration avait accumulé dans les poumons. Cette expiration imprimera de légères secousses au liquide et déterminera un bruit particulier de glouglou. De cette manière, l'isthme du gosier et la partie moyenne du pharynx se trouveront humectés par le liquide du gargarisme. Comme il est impossible de faire une inspiration pendant qu'on se gargarise, on ne pourra prolonger longtemps cet exercice; d'ailleurs les muscles, étant dans un état de contraction permanente, ne tarderaient pas à se fatiguer considérablement.

Les appareils que nous avons signalés pour l'antisepsie des fosses nasales pourront être aussi employés pour le pharynx.

Il en sera de même aussi des solutions qui seront: soit l'acide borique en solution concentrée, soit l'acide phénique à 1 pour 250, soit le sublimé à 1/5000, soit l'hydrate de chloral à 4/300, soit l'eau salée à 5 ou 6/100.

Les canules servant à faire des lavages dans le pharynx diffèrent des canules nasales : elles seront soit en caoutchouc souple, soit en verre, se terminant en pomme d'arrosoir.

Toutefois, nous signalerons un appareil employé jadis par Guersant pour irriguer le pharynx des enfants.

Cet appareil (fig. 52), qui sert aussi à écarter les mâchoires, est construit en bronze d'aluminium et a la forme de l'extrémité d'un manche de cuiller légèrement recourbé. L'extrémité destinée à abaisser la langue (C, B) offre, sur sa circonférence et sur sa convexité, un certain nombre de petits trous; l'autre extrémité A peut s'ajuster au conduit d'un irrigateur ordinaire ou d'une seringue.

L'appareil, plein de liquide, est introduit dans la bouche comme si l'on voulait abaisser la langue, et l'on fait jaillir le liquide, qui est projeté sur les parois pharyngiennes; une cuvette placée sous le menton reçoit l'eau ou la solution médicamenteuse qui s'écoule de la bouche.

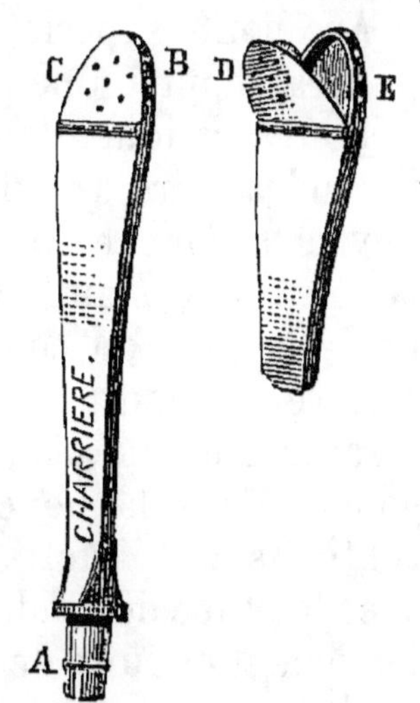

Fig. 52. — Irrigateur du pharynx.

VII. ANTISEPSIE STOMACALE. — L'évacuation et le lavage de l'estomac ont été proposés pour assurer l'asepsie de cet organe dans les interventions chirurgicales pratiquées, soit pour ablation de tumeurs néoplasiques, soit pour la création d'un abouchement artificiel de cet organe dans l'intestin.

Le cathétérisme de l'œsophage se pratiquera avec une sonde en gomme ressemblant aux sondes urétrales, mais d'une longueur de 50 centimètres à peu près et d'un diamètre de 1 centimètre. Comme certaines sondes urétrales, son extrémité inférieure sera arrondie, présentant un œil latéral.

Au bout supérieur, suffisamment évasé, on pourra adapter une pompe aspirante et foulante.

Pour pratiquer le cathétérisme de l'œsophage, il faudra faire asseoir le malade; puis lui faire ouvrir la bouche en lui recommandant de baisser la tête. Cette manœuvre favorisera l'introduction de la sonde; au contraire, la tête renversée en arrière la rendra difficile. Le chirurgien se placera en face du malade, lui introduira son index gauche dans la bouche, déprimera sa langue et sentira son épiglotte qu'il maintiendra abaissée avec la pulpe de l'index. Puis, tenant la sonde préalablement enduite de vaseline boriquée de la main droite, comme une plume à écrire, il la fera glisser sur la face dorsale de son index gauche, en la portant le plus loin possible, contre la paroi postérieure du pharynx. Par une pression douce, il l'engagera dans l'œsophage, puis il retirera son index et continuera à pousser lentement la sonde jusqu'à ce qu'elle ait pénétré dans l'estomac. Une fois la sonde en place, on devra ordonner au malade de respirer largement.

Chez certaines personnes très sensibles, on ne

pourra pénétrer dans l'arrière-bouche sans amener des vomissements ; mais on parviendra à calmer très facilement ce réflexe par l'administration du bromure de potassium, ou mieux par des badigeonnages avec la solution de cocaïne à 1/20.

Si, au lieu d'être conduite dans l'œsophage, la sonde pénétrait dans le larynx et la trachée, le malade serait pris tout d'un coup de quintes de toux et de suffocation. Il faudrait alors retirer la sonde et attendre que le calme se soit rétabli pour faire une seconde tentative de cathétérisme.

Les accidents que détermine la présence du tube

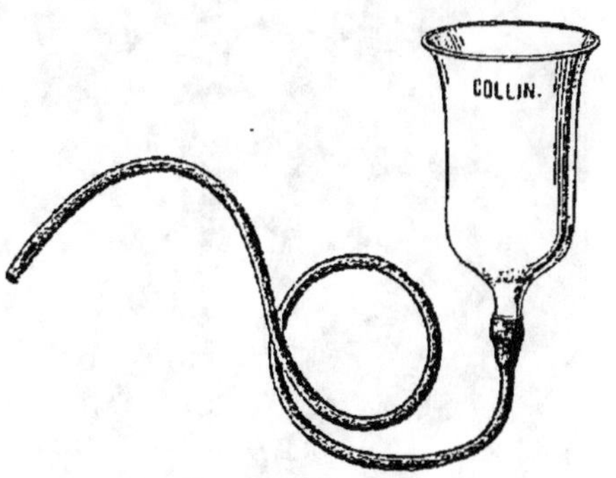

FIG. 53. — Siphon de Faucher pour le lavage de l'estomac.

dans l'estomac seront plus difficiles à éviter ; d'ailleurs, ils sont beaucoup plus rares, et le plus souvent on les fera disparaître en introduisant de suite une certaine quantité d'eau dans l'estomac. On éloignera ainsi les parois de ce dernier de l'extrémité du tube, et l'on évitera la révolte de l'organe.

« D'ailleurs, la tolérance du pharynx, de l'œsophage et de l'estomac s'établira avec une extrême facilité ; et après trois à quatre séances, les malades supporteront sans inconvénient la présence de ce tube [1]. »

1. Extrait des leçons de *Clinique thérapeutique* professées à l'hôpital Saint-Antoine par le docteur Dujardin-Beaumetz ; Paris, 1883

Siphon de Faucher. — Aujourd'hui, on a abandonné presque complètement la sonde et la pompe pour ne se servir que du siphon de Faucher.

Ce siphon se compose d'un tube de caoutchouc rouge, souple, élastique, ayant une longueur de 1ᵐ,50 et 10 à 12 millimètres de diamètre. A ce tube s'adapte un entonnoir de verre de 500 grammes de capacité (fig. 53).

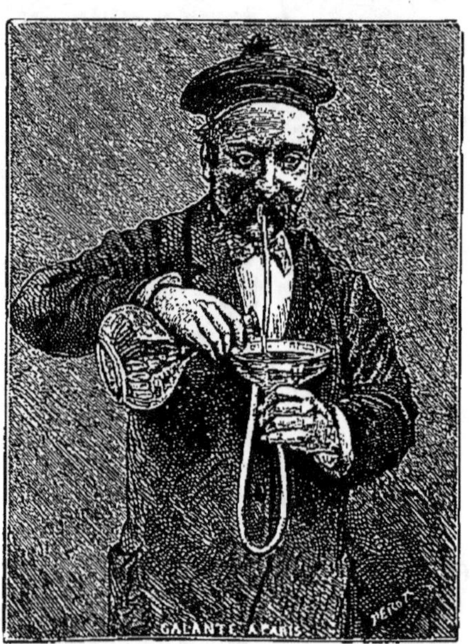

FIG. 54. — Moyen de se laver soi-même l'estomac.

La manœuvre, pour introduire ce siphon, est à peu près la même que pour le cathétérisme de l'œsophage avec une sonde rigide. Les malades, dès que le tube se trouve à la base de leur langue, n'ont qu'à faire des mouvements de déglutition pour avaler le siphon; ils peuvent donc pratiquer leur lavage stomacal sans le secours de personne (fig. 54).

Tube de Debove. — Le tube de Debove (fig. 55) est plus rigide et plus gros que celui de Faucher. Il présente, à 45 ou 50 centimètres de son bec, un index qui, lors de son introduction, doit être

arrêté en avant de la boule. A l'extrémité libre
du tube se trouvent deux yeux latéraux.

Quoi qu'il en soit, que l'on se serve de l'un ou
de l'autre de ces instruments, quand le tube préalablement aseptisé par l'ébullition dans l'eau, bien
graissé avec de la vaseline boriquée, a été enfoncé
dans l'œsophage et que l'index du tube se trouve
un peu en avant des lèvres, il faut adapter l'entonnoir au tube, verser le liquide choisi dans cet

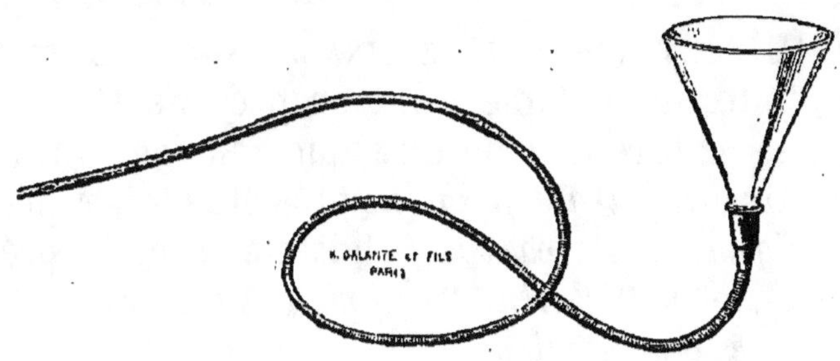

FIG. 55. — Tube du professeur Debove.

entonnoir et l'élever au niveau ou au-dessus de
la tête du malade pour permettre au liquide de
s'écouler dans l'estomac. Dès que le liquide est sur
le point de disparaître, il faut abaisser l'entonnoir
et faire couler le contenu de l'organe dans une
cuvette ou un seau.

Quant à la quantité de liquide à employer, elle
est des plus variables et dépend du degré de dila-
tation de l'estomac et de la tolérance plus ou
moins grande de cet organe. Il est des malades chez
lesquels on peut impunément introduire 2, 3,
4 et même 5 litres de liquide; il en est d'autres,

au contraire, chez lesquels 500 grammes amènent des efforts de vomissement.

Pour que l'estomac soit convenablement lavé, il faut que le liquide ressorte aussi clair qu'avant son introduction.

La substance antiseptique généralement employée pour ces lavages est l'acide borique en solution concentrée. Dans l'intervalle des lavages, le malade sera uniquement nourri avec du lait stérilisé.

VIII. ANTISEPSIE INTESTINALE. — L'antisepsie de l'intestin, comme celle de presque toutes les cavités naturelles, ne sera que relative. On aura recours aux *purgatifs salins* plusieurs fois répétés, au *régime lacté exclusif* (lait stérilisé de préférence), et à l'*administration de substances antiseptiques à l'intérieur*.

A l'exemple du professeur Ch. Bouchard, ces substances antiseptiques seront le *naphtol* β à la dose de 50 centigrammes à 2 grammes par jour. On l'administrera en cachets de 25 centigrammes chaque fois. On y associera, suivant les cas, le *salicylate de bismuth* ou *de magnésie*.

Voici quelques formules recommandées par Dujardin-Beaumetz :

Formule n° 1.

Salicylate de bismuth.......)
Magnésie anglaise........... } àà   10 grammes.
Bicarbonate de soude.......)

Pour 30 cachets.

Formule n° 2.

Salicylate de bismuth........⎫
Naphtol β................⎬ ââ 10 grammes.
Charbon.................⎭

En 30 cachets.

Formule n° 3.

Salicylate de bismuth.......⎫
Salol....................⎬ ââ 10 grammes.
Bicarbonate de soude.......⎭

En 30 cachets.

Telle sera l'*antisepsie pré-opératoire.*

Pendant l'opération, on attirera l'intestin hors de l'abdomen sur une couche de compresses chaudes, stérilisées par l'ébullition répétée, ou à l'autoclave; on veillera à ne pas inoculer la plaie cutanée et péritonéale avec les substances qui pourraient sortir de l'intérieur de l'intestin; et l'on ne rentrera ce dernier dans l'abdomen que lorsque les sutures seront parfaitement terminées. On s'arrangera de façon à opérer vite, fait important au point de vue des suites de l'intervention.

Ainsi que l'a bien indiqué Marcel Baudouin [1], on continuera, après l'opération, le régime lacté exclusif. Au bout de cinq à six jours on administrera quelques lavements avec la solution tiède d'acide borique. Si la plaie abdominale a été en partie ouverte et si l'intestin y a été fixé, on devra

1. Marcel Baudouin, *L'asepsie et l'antisepsie à l'hôpital Bichat*, Paris, 1890, p. 107.

protéger le tout au moyen d'un pansement fait avec des compresses et de l'ouate stérilisée.

Pour ce qui a trait à l'*antisepsie rectale*, on fera des irrigations avec des solutions chaudes faiblement antiseptiques : acide borique ou solution de sublimé à 50 centigrammes pour 1000 grammes, étendue d'une partie égale d'eau filtrée et bouillie chaude. Ces irrigations doivent se faire avec l'irrigateur Éguisier.

On peut aussi, au lieu de cet instrument, se servir de l'entéroclyseur de Cantani ou de celui de Dujardin-Beaumetz. Ces appareils sont simplement formés :

1° D'une sorte d'entonnoir en verre pouvant être facilement tenu à la main ;

2° D'un tube terminé par une canule souple et longue.

La manœuvre en est des plus simples : on verse le liquide dans l'entonnoir ; on augmente la pression à son gré, suivant la hauteur à laquelle on élève l'entonnoir.

Ces appareils se rapprochent beaucoup de ceux de Faucher et de Debove, servant au lavage de l'estomac.

« Ces irrigations une fois faites, pour éviter le passage des matières fécales sur la plaie rectale, on introduira dans le rectum un tube de caoutchouc à grand diamètre, perforé seulement à ses deux extrémités et non sur ses parties latérales ; ce tube aura été préalablement entouré de gaze iodoformée. Cette gaze sera directement en contact avec la plaie opératoire ; elle devra déborder l'anus. Ce pansement pourra être maintenu sans aucun chan-gement au moins pendant quatre ou cinq jours, pour éviter toute chance d'infection dans cet inter-valle[1]. »

Bien entendu, plusieurs jours avant l'intervention opératoire (huit jours au moins), le malade aura été purgé, puis soumis au régime lacté exclusif; il aura matin et soir un lavement d'eau tiède coupé avec moitié de la solution boriquée à 4/100; on désinfectera son tube digestif par le bétol à la dose de 2 à 4 grammes par jour, ou par une poudre composée de naphtol β et de charbon : 2 grammes de chacune de ces substances par jour.

Après l'opération, on retardera l'apparition des selles, en administrant de l'opium au malade : 0,05 centigrammes d'extrait thébaïque à prendre par jour en pilules de 0,01 centigramme.

La *désinfection de l'anus* sera faite de la même façon que s'il s'agissait d'une surface cutanée quelconque; mais pour les pansements on sera sobre de substances antiseptiques; on emploiera surtout le lint, la gaze et l'ouate boriquées ou iodo-formées; ou simplement des compresses stérilisées par l'ébullition répétée ou à l'autoclave.

IX. ANTISEPSIE DES VOIES URINAIRES. — Elle peut être *médiate* ou *immédiate*.

1° *Antisepsie médiate.* — F. Terrier a conseillé l'emploi du biborate de soude à la dose de 4 à

---

1. C. Vinay, *loc. cit.*, p. 302.

5 grammes par jour, soit dans une potion, soit mieux dans le lait, de façon à ne pas occasionner de troubles gastriques.

Le benzoate de soude, l'acide benzoïque sont insuffisants.

Le salol (F. Dreyfous), à la dose de 3 à 4 grammes par jour, a paru rendre des services chez les malades exposés à des infections, soit en apparence spontanées, soit provoquées par un cathétérisme malpropre, chez des malades à urines septiques, chez les rétrécis qui doivent se sonder eux-mêmes.

Toutefois le salol est loin d'être un médicament inoffensif; car, en raison de sa décomposition en acide phénique et acide salicylique, les malades atteints d'une affection rénale inflammatoire, soit aiguë, soit chronique, ont souvent présenté des phénomènes d'intoxication. Pour obvier à ce grave inconvénient, on a conseillé de prescrire concurremment du sulfate de soude; on obtient alors du sulfophénate de soude inoffensif. On peut aussi prescrire le salol, sous forme de capsules de santal salolé ou de térébenthine salolée.

En somme, l'antisepsie complète des voies urinaires est, en général, difficile à pratiquer, il faut donc aussi s'adresser au traitement local.

2° *Antisepsie immédiate.* — Avant de pratiquer le cathétérisme, il faut avoir soin de nettoyer le méat, le gland et la région préputiale avec de l'eau et du savon, puis avec une solution de sublimé au 1000°, coupée avec moitié d'eau bouillie tiède.

Des tampons d'ouate hydrophile seront trempés dans cette solution et serviront à faire ce lavage.

Antisepsie de l'urètre. — Il faut ensuite désinfecter le canal avec une solution tiède d'acide borique à 5 grammes pour 100.

Les *injections dans l'urètre* se font au moyen d'une seringue qui contient environ 20 grammes de liquide ; le siphon de la seringue doit être, soit droit, soit légèrement conique (fig. 56).

On introduit le siphon tout entier dans le canal, puis, avec les doigts d'une main, on le maintient

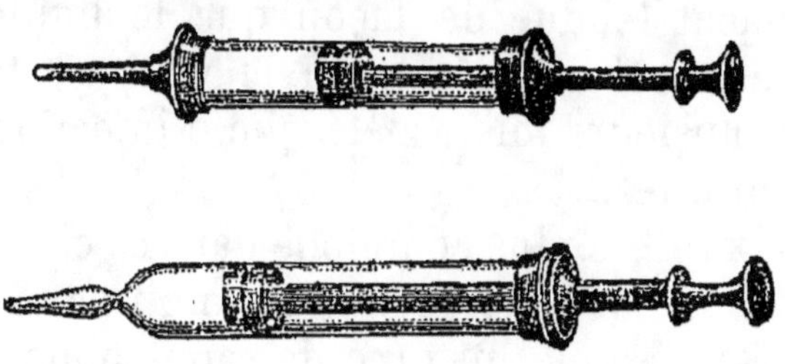

FIG. 56. — Seringues en verre et en caoutchouc durci, à siphon droit et à siphon olivaire, pour injections urétrales.

en place en appliquant les parois de l'urètre audessus de la canule ; l'autre main tient la seringue et presse sur le piston. L'injection ainsi poussée doit être gardée pendant une ou deux minutes, ce qu'on obtient en appliquant la pulpe d'un doigt sur le méat urinaire ; il est bon de renouveler l'injection deux ou trois fois par séance, surtout si elle n'est pas très active.

Ces injections ne pénètrent presque jamais dans la vessie ; si cependant on le craignait, il faudrait appliquer le périnée sur un corps dur, l'angle d'une chaise par exemple, ou bien y faire placer le doigt d'un aide, qui comprimerait fortement l'urètre.

Quand on emploie des substances qui peuvent attaquer la seringue, comme le nitrate d'argent, il faut se servir d'un instrument en verre ou en caoutchouc durci.

Il résulte de ce qui précède que ces injections peuvent être facilement faites par les malades eux-mêmes.

On peut aussi faire les injections urétrales à canal ouvert au moyen d'un simple *siphon*, la verge maintenue dans une direction rectiligne et légèrement tendue de façon que le liquide ressorte aussitôt; il s'agit, on le voit, plutôt d'un lavage plusieurs fois répété que d'injections proprement dites.

L'appareil le plus commode dans ce cas consiste en un récipient de verre, un entonnoir par exemple, auquel on adapte un tube de caoutchouc de longueur moyenne, muni d'une petite canule en verre de la forme d'un compte-gouttes.

Il est quelquefois nécessaire de faire arriver le liquide de l'injection jusque dans la portion membraneuse de l'urètre ; or il est fort difficile de pénétrer jusqu'à cette région, si l'on se borne à placer le bout de la seringue au méat.

Pour cela, il faut que le bout de la canule dépasse le bulbe et entre dans la région membraneuse; elle doit donc arriver au delà de l'éperon formé par l'union du bulbe avec la portion membraneuse : car, autrement, le liquide reviendrait entre la sonde et les parois de l'urètre sans avoir atteint les parties malades.

On a conseillé d'introduire dans le canal une sonde exploratrice, terminée en olive et percée d'un trou central (fig. 57). L'injection, poussée dans ces conditions, baigne la portion membraneuse, ne peut revenir latéralement, les parois du

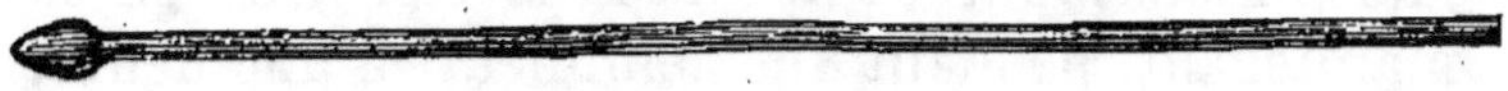

FIG. 57. — Sonde à bout olivaire.

canal étant distendues par la pression exercée par l'olive et se trouvant fortement appliquées sur cette dernière.

S'il est nécessaire de faire porter l'injection sur toute la longueur du canal, après être entré dans la portion membraneuse et y avoir poussé une certaine quantité de liquide, on ramène l'olive en avant du bulbe, en retirant la sonde vers soi et en continuant à pousser le piston de la seringue. De cette façon, l'injection, étant projetée contre le bulbe et ne pouvant pas aller au delà, revient par le méat urinaire en passant entre la sonde et les parois du canal.

Dans certaines circonstances et particulièrement dans la blennorragie, les injections urétrales doivent être pratiquées d'arrière en avant, surtout lorsqu'elles ont pour but de neutraliser l'écoulement purulent. On peut aussi, suivant le procédé utilisé journellement dans le service du professeur Guyon, faire le lavage de l'urètre sans sonde, avec le simple siphon terminé par une canule en verre dont nous avons parlé plus haut. On peut aussi employer le bock de Pinard, la poche en caoutchouc de Doléris ou le vide-bouteille de Budin[1].

1. Voy. plus loin, p. 169 à 171.

La solution.utilisée, dans ce cas, doit être celle de permanganate de potasse à 1 pour 1000.

Bien entendu, quand on se servira des sondes, on aura de la vaseline boriquée pour les graisser, mais mieux vaut de la vaseline stérilisée en la maintenant, pendant une demi-heure à une heure, dans un tube plongé dans l'eau bouillante.

ASEPSIE DES INSTRUMENTS SERVANT POUR LES VOIES URINAIRES : SONDES, CATHÉTERS, EXPLORATEURS A BOULE, ETC. — La chirurgie urinaire a largement bénéficié des progrès de la méthode aseptique.

« Une sonde propre, aseptique, quelque fréquent que soit son emploi, ne détermine jamais ni cystite purulente, ni urétrite, ni orchite, ni abcès urétral, ni accès de fièvre urineuse, à condition que les voies urinaires ne soient pas préalablement infectées, sans quoi la sonde, même aseptique, peut produire une auto-inoculation, en puisant des principes infectieux dans les voies mêmes qu'elle est chargée de traverser [1]. »

La difficulté particulière de stérilisation des instruments servant pour les voies urinaires doit la faire étudier à part. Leur asepsie comprend, en effet, deux opérations distinctes : 1° leur stérilisation ; 2° leur conservation aseptique.

A. *Stérilisation des sondes en métal et des urétrotomes.* — On peut utiliser le flambage, le passage à l'étuve sèche à 150 degrés pendant une demi-

1. Ricard, *De l'asepsie des instruments employés dans le cathétérisme de l'urètre* (*Gazette des hôpitaux*, 6 mars 1890, n° 28, p. 260).

heure, l'étuve à la glycérine du docteur Mally, l'autoclave à 134 degrés, ou enfin l'ébullition dans une solution de carbonate de soude à 1 ou 2 pour 100.

B. *Stérilisation des sondes en gomme et en caoutchouc.* — L'ancien procédé consistait dans l'*immersion* de ces instruments *dans des solutions antiseptiques.* Ce n'est pas un procédé recommandable, et même l'on n'est jamais sûr d'avoir obtenu l'antisepsie du canal des sondes, surtout pour celles de petit calibre. Des bulles d'air peuvent se trouver emprisonnées dans l'intérieur de celles-ci et empêcher le contact du liquide.

De plus, les solutions antiseptiques altèrent les sondes et les bougies : leur surface se dépolit, elles deviennent rugueuses et irritent la muqueuse urétrale pendant le cathétérisme.

L'*ébullition* donne plus de certitude au point de vue de la stérilisation, surtout si cette ébullition est répétée trois jours de suite. C'est le procédé le plus commode en ville, si l'on a soin de tremper ensuite les sondes ou les bougies dans une solution contenant 1 gramme de nitrate d'argent pour 1000 d'eau filtrée bouillie et si l'on fait passer dans le canal de la sonde une certaine quantité de cette solution au moyen d'une seringue que l'on aura eu soin de stériliser aussi par l'ébullition.

Mais l'ébullition des sondes et des bougies, plusieurs fois répétée, finit par les altérer : elles s'écaillent et sont assez rapidement hors de service, à l'exception des sondes molles de Nélaton que l'on peut conserver dans la solution boriquée après ébullition.

Procédés de l'hôpital Bichat. — a. *Procédé du docteur H. Delagénière*, du Mans[1]. — Cette stérilisation s'obtient par la *chaleur sèche* au moyen de l'étuve de Poupinel.

1° Les sondes du n° 6 au n° 21 inclusivement sont placées dans douze tubes de verre, qui mesurent 35 centimètres de long et $0^m,035$ de diamètre : les huit premiers numéros (de 6 à 13) dans les quatre premiers tubes ; les derniers (de 14 à 21) séparément chacun dans un tube. Chaque tube est fermé au moyen d'un tampon d'ouate.

On les place dans l'étuve où l'on porte la température à 100 degrés ; au bout d'une demi-heure, au maximum, les tubes sont retirés. On les laisse refroidir, toujours bouchés, et le lendemain on renouvelle l'opération, ainsi que le jour suivant. Les sondes sont dès lors stériles et bonnes à être utilisées.

Les tubes étant disposés dans une boîte à douze compartiments portant le même numéro que le tube (fig. 58), il en résulte que les sondes sont classées d'avance et très faciles à prendre.

2° Les bougies sont traitées de la même façon que les sondes et disposées dans des tubes semblables.

Ici la boîte a vingt et un compartiments pour vingt et un tubes, le premier renferme les bougies filiformes jusqu'au n° 5 inclusivement ; les numéros

1. H. Delagénière, *Stérilisation des sondes en gomme. Cathétérisme antiseptique* (*Progrès médical*, Paris, 5 octobre 1889, p. 295).

au-dessus, jusqu'à 24 inclusivement, sont dans des tubes séparés.

Chaque tube renferme un ou deux explorateurs à boule, du même calibre que les bougies. De même chaque tube contenant les sondes renferme des sondes ordinaires et des sondes à béquille de même calibre. Enfin, les bougies de l'urétrotome et les sondes à bout coupé sont stérilisées dans un tube à part, conservé fermé dans la boîte à urétrotomie.

L'usage de ces sondes et de ces bougies est des plus simples. Les boîtes, munies d'une poignée, sont apportées au lit du malade; l'aide présente le tube demandé; le chirurgien, dont les mains sont antiseptisées, comme

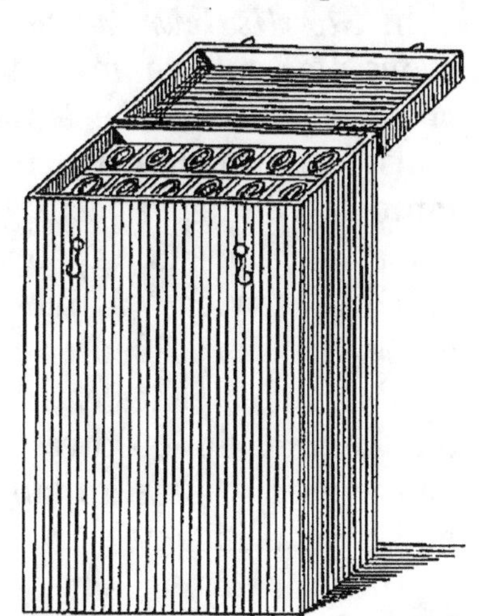

Fig. 58. — Boîte destinée à recevoir les tubes de verre contenant les instruments en gomme ou en caoutchouc stérilisés (sondes rouges, bougies, sondes en gomme, explorateurs à boule, bougies armées pour l'urétrotomie, etc.).

s'il s'agissait de faire une opération, enlève d'une main le tampon d'ouate et de l'autre saisit la sonde voulue. Le tube est aussitôt refermé, puis replacé dans la boîte.

Lorsque la sonde a servi, elle est grasse et septique; pour qu'elle puisse encore servir, on l'essuie d'abord avec un tampon d'ouate hydrophile, puis on injecte dans son intérieur de la solution de sublimé au 1000ᵉ ou de nitrate d'argent à 1/50 : on la place ensuite entre deux couches d'ouate où on la laisse un ou plusieurs jours, jusqu'à ce qu'on ait assez de sondes à stériliser pour remplir un tube.

b. *Stérilisateur du docteur F. Mally.* — Nous avons déjà suffisamment parlé de ce mode de stérilisation ; il consiste à immerger les instruments dans un bain de glycérine à la température constante de 135 degrés centigrades en chauffant cette glycérine dans la vapeur d'un corps bouillant à l'air libre (xylène) à une température voisine, par excès, de la précédente.

Les sondes et les cathéters ainsi stérilisés n'ont pas donné de cultures d'après les expériences de Lieffring, faites au laboratoire de bactériologie de l'hôpital Bichat.

Nous renvoyons le lecteur à la page 89 (fig. 35). L'appareil de F. Mally s'y trouve décrit tout au long, avec les modifications que l'auteur vient d'y apporter pour le rendre plus simple et plus pratique.

Procédé de l'hôpital Necker par l'acide sulfureux. — Ce procédé a été employé par le docteur Albarran sur les indications du professeur F. Guyon [1].

L'appareil utilisé produit l'acide sulfureux par l'action de l'acide chlorhydrique sur le bisulfite

1. Albarran, *Recherches sur l'asepsie dans le cathétérisme* (*Annales des maladies des organes génito-urinaires*, Paris, 1890, p. 33).

de soude. C'est une cage rectangulaire au fond de laquelle il y a un récipient contenant du bisulfite; on verse, de l'extérieur, à l'aide d'un tube, l'acide chlorhydrique. Au-dessus du vase à bisulfite existe une grille, où l'on place les sondes. On conserve ces sondes dans des boîtes en fer étamé à couvercle mobile.

Tous les matins, après avoir retiré des boîtes les instruments, on les place dans de grands plateaux de porcelaine ou de fonte émaillée, où ils plongent dans un bain de sublimé à 1/1000 (sans alcool). Ces sondes antiseptisées ne sont retirées du bain que pour les introduire dans l'urètre.

Une fois qu'elles ont servi, on injecte dans l'intérieur des sondes de l'alcool à 70 degrés, puis du sublimé; elles plongent ensuite dans ce dernier liquide pendant une heure et sont de nouveau gardées dans la boîte stérilisée en fer étamé.

Ce procédé entraîne à la longue la détérioration des instruments; notons en outre qu'on ne peut employer l'acide sulfureux pour stériliser les instruments métalliques.

Stérilisation à l'autoclave. — Procédé d'Alapy, de Budapest[1]. — Les sondes et les bougies sont lavées à l'eau et au savon, puis séchées. On les enveloppe ensuite de papier buvard (papier à filtre des laboratoires); dans chaque paquet, bien clos par le papier recourbé aux coins, on place quatre ou cinq sondes environ, chaque sonde est elle-même isolée dans un morceau de papier spécial.

1. H. Alapy, *Sur la stérilisation des instruments en gomme* (Ann. *des maladies des organes génito-urinaires,* Paris, 1890, p. 424).

Plusieurs de ces paquets sont alors placés dans un tube de verre bouché avec de l'ouate et le tube est introduit dans l'autoclave ordinaire, où il reste une demi-heure au milieu de la vapeur d'eau chauffée à 100 degrés. Ceci fait, les paquets sont sortis du tube et placés dans un étui quelconque.

A notre avis, pour que la stérilisation soit complète avec ce procédé, il faudrait, imitant le procédé de H. Delagénière, porter pendant trois jours de suite à 100 degrés les instruments ainsi placés dans l'autoclave, ou bien les y laisser pendant vingt minutes, mais faire monter la température à 120 degrés.

Stérilisation par la vaseline liquide. — *Procédé de Tuffier* [1]. — Les sondes sont placées dans des tubes de verre, dits tubes porte-sondes, remplis de vaseline liquide, et portés à 100 degrés. Les sondes en caoutchouc rouge peuvent ensuite simplement séjourner dans ces tubes où la vaseline a été remplacée par une solution de sublimé à 1/1000.

En résumé, le *modus faciendi* qui nous paraît offrir le plus de sécurité dans l'asepsie des instruments servant aux voies urinaires est la stérilisation successive de H. Delagénière.

Mais, comme elle oblige à des manipulations répétées trois jours de suite, il nous paraît plus simple de les stériliser en une seule séance, en les portant d'emblée dans l'étuve sèche à 140 degrés.

---

1. Tuffier, *Contribution a l'antisepsie urinaire* (Ann. des maladies des organes génito-urinaires, p. 160, Paris, 1890).

Si les instruments sont en gomme, ils se détériorent; mais, si l'on a eu soin de les choisir fabriqués en une trame de soie recouverte de plusieurs couches d'huile siccative de lin, ils supporteront parfaitement cette température pendant trente minutes.

Le stérilisateur F. Mally donne aussi une excellente stérilisation de tous les instruments servant au cathétérisme de l'urètre, car la glycérine contenue dans ce stérilisateur et portée à 135 degrés centigrades n'altère en rien la substance de ces instruments, comme nous l'avons vérifié nombre de fois. Enfin les instruments se trouvent tout graissés pour être introduits dans l'urètre; il suffit, pour cela, d'attendre leur refroidissement, qui est très rapide.

CONSERVATION DES INSTRUMENTS ASEPTIQUES. — Si l'on emploie le procédé de stérilisation de H. Delagénière, on conservera les instruments dans les tubes de verre qui ont servi à les stériliser; ou bien, suivant la méthode de Mally, on pourra les laisser dans les tubes de verre pleins de glycérine stérilisée, fermés d'un bouchon de caoutchouc, après avoir retiré ces tubes de l'étuve à la glycérine portée à 135 degrés; ou bien encore, suivant la méthode du professeur Poncet, de Lyon, on les placera dans les tiroirs d'un meuble en cuivre remplis de poudre de talc préalablement soumise à 140 degrés. Cette poudre très sèche, très fine et nullement hygrométrique, est parfaitement propre à conserver le poli de la surface des sondes et ne peut offrir aux germes un terrain de culture favorable[1]. Toutefois, ce dernier procédé ne nous paraît pas avoir les mêmes garanties d'asepsie des deux premiers, qui sont ceux que nous utilisons toujours à l'hôpital et en ville.

Comme le conseille Tuffier[2], on peut avoir à la rigueur pour chaque malade des tubes en verre contenus dans une armature en fer-blanc. Le bouchon de ces tubes, au lieu d'être en ouate, doit être en verre, et terminé à son extrémité inférieure par une pointe effilée qui doit être introduite dans la lumière de la sonde : il suffit de retirer le bouchon pour que la sonde sorte du tube sans qu'on ait à la toucher.

Les sondes molles en caoutchouc rouge (sondes de Nélaton) peuvent être conservées dans de l'eau boriquée ou dans la solution de sublimé à 1/2000, ainsi que nous l'avons dit plus haut.

Dans ce cas, les tubes de verre, analogues à ceux dont nous venons de parler, peuvent être encore utilisés. Suivant le conseil d'Albarran, on peut faire creux le bouchon de ces tubes et pratiquer un petit orifice latéral sur la portion conique du bouchon qui ne pénètre pas dans l'intérieur de la sonde. Cette disposition a pour but de permettre l'entrée du liquide dans l'intérieur de la sonde, sans que l'air soit emprisonné dans la lumière de

---

1. Poncet et Curtillet, *Asepsie des diverses variétés de sondes, de cathéters, etc.* (*Lyon médical*, n° 52, p. 630, 29 décembre 1889). — Communication à la Société de médecine de Lyon, *Désinfection et asepsie des sondes en gomme, en caoutchouc, etc., employées pour le cathétérisme vésical* (*Bull. méd.*, Paris, 9 mars 1890, n° 20, p. 230).

2. Tuffier, *loc. cit.*

l'instrument, ce qui empêcherait le liquide de mouiller sa surface interne [1].

Au moment de se servir de ces sondes, il sera bon de les faire bouillir; mais en ayant soin d'attendre que l'eau soit en pleine ébullition pour y tremper la sonde; sans cela celle-ci serait vite détériorée.

ANTISEPSIE DES SONDES A DEMEURE. — Quand la sonde est fixée dans l'urètre, afin d'empêcher l'écoulement incessant de l'urine, jadis, on fermait le pavillon de la sonde par un petit fosset, qu'on retirait toutes les fois que le malade avait besoin d'uriner.

Ce procédé nous a toujours paru fort médiocre, et nous préférerions de beaucoup placer à l'extrémité de la sonde un tube de caoutchouc stérilisé qu'on oblitérerait par une pince à pression elle-même stérilisée.

Il est d'autre part des circonstances dans lesquelles il faut bien se garder de boucher le pavillon de la sonde : c'est lorsqu'on veut empêcher l'urine de passer par une plaie de la vessie; en effet, si l'urine s'accumulait dans ce réservoir, elle ne tarderait pas à sortir par la plaie.

Dans ces circonstances, on a conseillé d'adapter au pavillon des sondes un long tube en caoutchouc, préalablement antiseptisé ou stérilisé, qui fait l'office d'un véritable siphon. Ce tube doit plonger dans un urinal rempli d'une solution de sublimé à 1/1000.

1. Albarran, *loc. cit.*

ANTISEPSIE DE LA CAVITÉ VÉSICALE. — Les *injections dans la vessie* exigent, comme dans le cathétérisme, l'introduction préalable d'une sonde dans cet organe. On adapte le siphon de la seringue à l'extrémité libre ou pavillon de la sonde, et l'on pousse l'injection avec précaution et lenteur.

Les injections faites dans la vessie ont pour but de distendre cet organe, d'agir sur sa muqueuse, de nettoyer sa cavité.

Si l'on veut que le liquide séjourne pendant quelque temps dans la cavité vésicale, il ne faut en injecter qu'une quantité insuffisante pour distendre cette cavité, et retirer la sonde; si, au contraire, on veut faire sortir le liquide immédiatement, on n'a qu'à laisser la sonde à demeure dans l'urètre.

Lavages vésicaux. — « Il est indiqué de désinfecter la vessie :

1° Toutes les fois qu'elle doit être le siège d'une opération (taille, lithotritie);

2° Lorsque l'on opère un rétrécissement de l'urètre (urétrotomie externe ou interne);

3° Quand la vessie contient de l'urine purulente, fétide. Dans ce dernier cas les lavages vésicaux rendent des services inappréciables[1]. »

La solution la plus employée est celle d'acide borique à 40/1000. Cette solution devra être tiédie.

On peut encore utiliser la solution suivante, préconisée par le professeur F. Guyon :

1. Gangolphe, *Guide pratique de petite chirurgie*, Paris, 1889, p. 45.

Acide borique................ 50 grammes.
Eau distillée................ 1000 —
Borate de soude à 18 degrés... 5 —

Enfin, si l'on veut modifier la surface vésicale, on emploiera la solution de nitrate d'argent à 1 gramme pour 500.

Pour faire des irrigations dans la *vessie*, on s'est servi longtemps d'une sonde métallique à double courant : cette sonde était creusée de deux canaux parallèles, l'un servant à l'entrée du liquide qu'on introduisait dans la vessie, l'autre servant à sa sortie (fig. 59). Telle était la sonde de Jules Cloquet.

Vergne a même construit des sondes en gomme à double courant, présentant un petit conduit d'aller et un conduit de retour très large.

Mais la sonde à double courant n'est pas d'une nécessité absolue pour les irrigations de la vessie ; et il est reconnu que le courant déterminé par celle-ci n'était jamais total et n'assurait pas un nettoyage suffisant (Desnos).

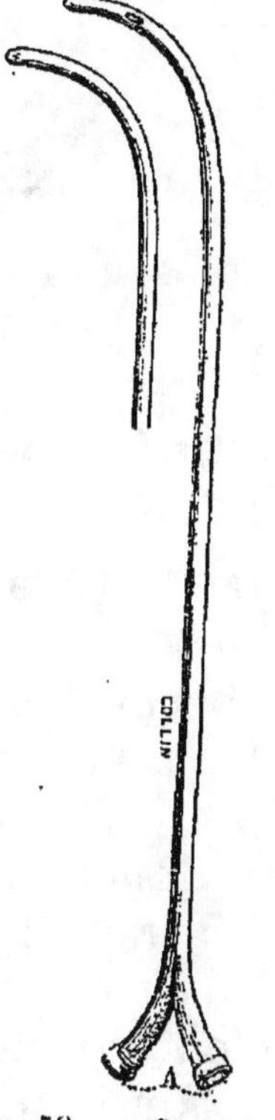

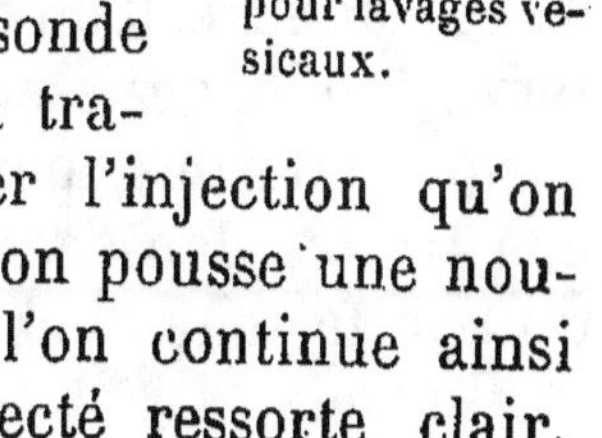
Fig. 59. — Sonde à double courant pour lavages vésicaux.

Il suffit donc d'avoir une sonde molle de Nélaton (fig. 60), à travers laquelle on fait pénétrer l'injection qu'on laisse ensuite ressortir ; puis on pousse une nouvelle quantité de liquide et l'on continue ainsi jusqu'à ce que le liquide injecté ressorte clair.

En terminant, on laisse un peu de solution boriquée dans la cavité vésicale.

On doit se rappeler en pratiquant ces injections qu'il ne faut jamais distendre outre mesure une vessie et surtout une vessie malade ; on s'expose-

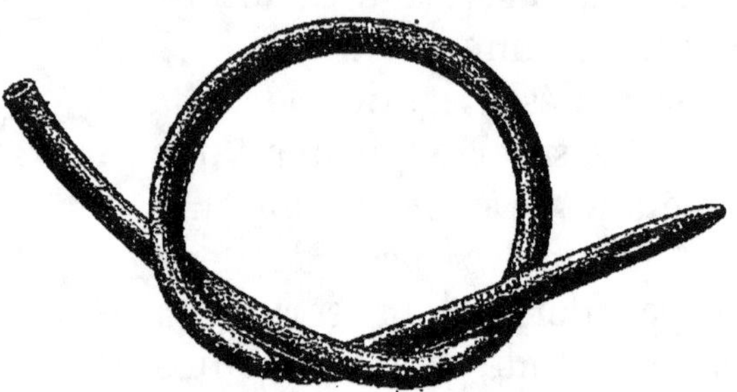

FIG. 60. — Sonde molle de Nélaton, en caoutchouc, pour les lavages de la vessie.

rait soit à la rompre, soit à provoquer des douleurs violentes et des hémorragies ; il ne faut donc pas attendre que le malade se plaigne pour arrêter l'injection.

Asepsie des seringues à injections. — En général, il faut proscrire toutes les seringues qu'on ne peut soumettre à l'ébullition, et celles dont les pistons ne peuvent être facilement aseptisés.

Ainsi on se servira de préférence de seringues en verre ou en métal nickelé. Les pistons seront en moelle de sureau ou en amiante ; au moment de s'en servir, on les graissera avec de la vaseline boriquée.

Nous citerons, parmi les seringues qui ont été construites dans ces derniers temps : la seringue du professeur Debove et celle du professeur F. Guyon.

Seringue du professeur Debove. — La seringue de Debove (fig. 61) est analogue à celle déjà décrite pour les injections hypodermiques [1]. Elle se

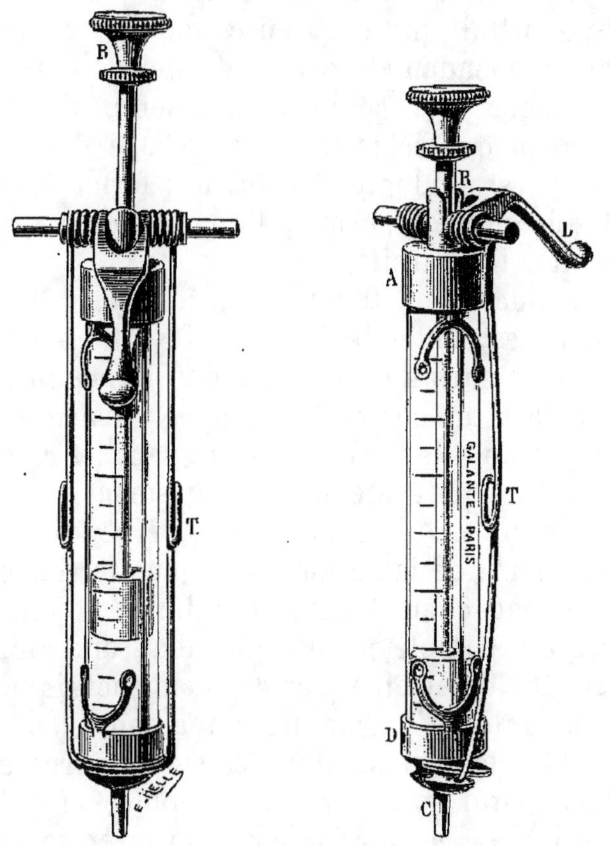

FIG. 61. — Seringue du professeur Debove.
Seringue montée. — Seringue représentée l'armature détendue.

compose d'un corps de pompe en verre et d'un piston en amiante. Les ouvertures supérieure et inférieure du corps de pompe sont obturées à

1. Voy. *Manuel de petite chirurgie,* de A. Jamain, F. Terrier et M. Péraire, Paris, 1893, p. 637.

l'aide d'un disque en amiante dont l'adaptation parfaite au corps de pompe se fait par la compression entre deux douilles métalliques pouvant être approchées ou éloignées au moyen d'une armature métallique extérieure, mobile, complètement indépendante, formée de deux tiges parallèles réunies d'un côté par un levier L, de l'autre par une plaque échancrée. Ce système de déclanchement est analogue à celui qui ferme les bouteilles de bière; il permet, d'un coup de pouce, de démonter l'appareil.

La solidarité de toutes les pièces constituant la seringue est obtenue à l'aide de cette armature de la façon suivante : les deux douilles étant mises au contact du corps de pompe, l'armature est reliée à la douille A, en engageant dans les rainures R les saillies que présente intérieurement la fourche du levier L. Celui-ci étant placé perpendiculairement à l'axe de la seringue, la plaque échancrée est mise au contact de la douille B, qu'elle doit embrasser complètement. En abaissant alors le levier, on détermine une tension énergique des tiges latérales de l'armature, qui a pour effet d'appliquer fortement les douilles sur le corps de la seringue, qui se trouve ainsi montée et prête à être utilisée. En agissant sur le levier en sens contraire, l'action de l'armature cesse. La seringue est instantanément démontée pour être stérilisée de la manière suivante : après avoir enlevé complètement l'armature et fait glisser les douilles, sans cependant leur faire abandonner le cylindre de cristal, la seringue est placée (sans son armature) dans un récipient quelconque contenant de l'eau

à la température ambiante, qu'on porte à l'ébullition pendant un temps déterminé. La seringue
est sortie de l'eau en la tenant par l'extrémité B,
les douilles sont ramenées au contact du corps de
pompe. Ceci fait, il suffit, pour monter l'instrument, de relier l'armature à la douille A et d'abaisser le levier comme cela a été indiqué plus haut.

Seringue du professeur F. Guyon (fig. 62). —
La seringue du professeur F. Guyon pour faire les

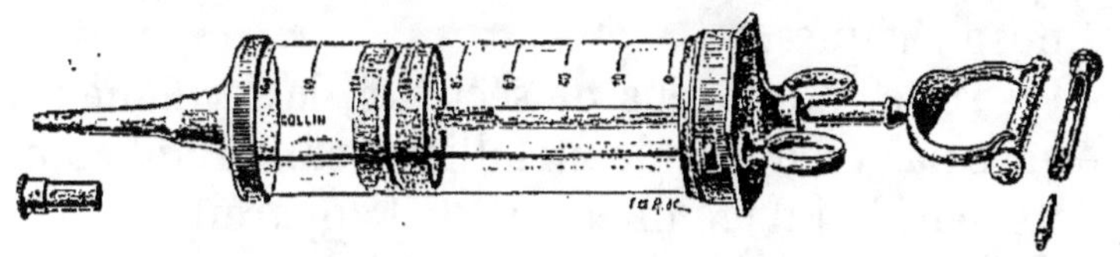

FIG. 62. — Seringue du professeur F. Guyon.

injections vésicales est destinée à pouvoir être
maintenue sans cesse aseptique. Le corps de pompe
est en verre. Deux ajutages métalliques ferment
l'appareil en haut et en bas ; ces ajutages sont en
métal argenté, et ne noircissent pas par conséquent
avec les solutions de nitrate d'argent. Ils sont soudés directement au verre par un procédé spécial,
dit *procédé de Cailletet.*

L'ajutage inférieur offre un pas de vis destiné à
recevoir le pavillon des canules ; quant à l'ajutage
supérieur, il présente l'aspect d'un couvercle percé
d'un orifice dans lequel s'engage la tige métallique
du piston. De chaque côté de cet orifice se trouve
un anneau destiné à recevoir les doigts du chirurgien et à permettre ainsi une mobilisation plus
facile du piston dans le corps de pompe. L'anse qui

termine la tige du piston est creuse; elle est ainsi transformée en une sorte de boîte pouvant s'ouvrir et se fermer et contenant dans son intérieur un jeu varié de canules.

Le piston est en cuir comme dans les anciennes seringues. Ce piston est disposé de façon à ne pouvoir descendre complètement jusqu'à l'extrémité inférieure de la seringue, de sorte qu'il reste dans le corps de pompe une sorte de compartiment toujours plein de la solution antiseptique employée; celle-ci garantit le piston contre les germes atmosphériques.

Du reste, pour plus de sécurité, la seringue est fermée par un opercule métallique emboîtant complètement l'ajutage inférieur de l'appareil.

Collin a modifié la seringue de F. Guyon : pour la rendre plus résistante, il a placé deux barrettes métalliques le long du corps de pompe; ces barrettes relient ensemble les deux ajutages fermant l'appareil en haut et en bas. Sur l'une d'elles existe une graduation par 20 grammes.

A défaut de ces seringues très ingénieuses, faciles à stériliser et à maintenir aseptiques, nous recommandons souvent l'appareil suivant pour les lavages de la vessie : c'est tout simplement un entonnoir de verre muni d'un tube de caoutchouc, terminé par un petit tube de verre effilé pouvant s'adapter à l'extrémité libre de la sonde de Nélaton introduite dans l'urètre. Le tout doit être placé dans un bocal bien fermé rempli d'eau boriquée.

Avant et après s'en être servi, on soumettra cet appareil, très élémentaire et facile à construire, à l'ébullition. On peut aussi pratiquer le lavage de la vessie *sans sonde* en plaçant l'extrémité du tube de verre entre les lèvres du méat, et en élevant l'appareil dont nous venons de parler à une hauteur qui ne soit pas trop grande pour ne pas exercer de violence sur le sphincter. Dans ce cas, le bock du professeur Pinard peut être utilisé, comme pour les lavages de l'urètre.

X. Antisepsie des voies génitales chez la femme. — Elle comprend l'antisepsie de la vulve, du vagin et de l'utérus.

Antisepsie de la vulve. — La vulve sera savonnée, brossée, rasée et désinfectée avec une solution de bichlorure à 1/3000, chaque fois qu'il s'agira d'une intervention quelconque sur les voies génitales.

Elle sera oblitérée avec un tampon d'ouate iodoformée dans les cas d'affection utérine en traitement.

Antisepsie de la cavité vaginale. — Le bock en verre, en porcelaine, en métal nickelé ou en tôle émaillée sert parfaitement pour les lavages vaginaux.

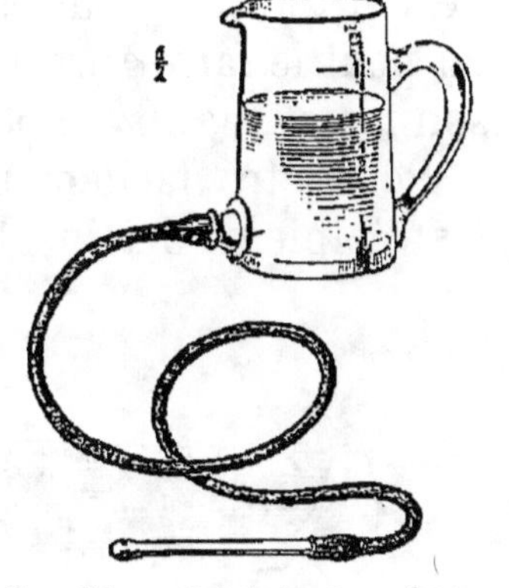

Fig. 63. — Récipient en forme de bock, du professeur Pinard.

Ce sont les instruments les plus simples et les plus facilement stérilisables qui doivent être préférés dans ces cas. Au récipient en forme de bock de Pinard (fig. (63) est fixé un tube en caoutchouc, et à l'extrémité du caoutchouc doit se trouver une canule en verre. Cette canule doit être conservée antiseptique dans un bocal bien fermé, plein d'une solution de sublimé à 1/2000. Il serait bon de la faire bouillir dans l'eau simple ou salée, avant de s'en servir.

Aux anciens robinets en métal ou en ébonite pouvant facilement s'infecter et destinés soit à laisser échapper le liquide, soit à le retenir, nous préférons de beaucoup la pince fixée en dehors du tube (pince presse-tube), et pouvant à volonté s'ouvrir ou bien se fermer par un système d'arrêt au gré de la personne qui pratique les injections.

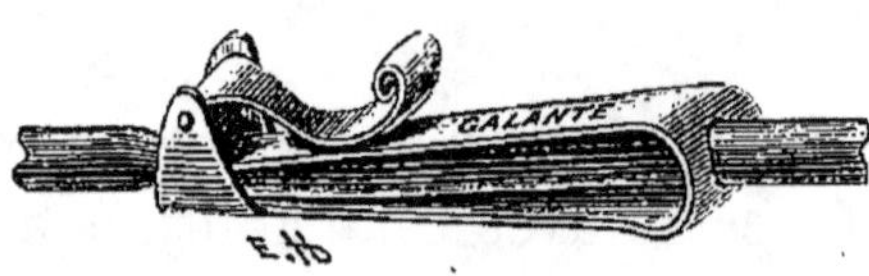

FIG. 64. — Pince presse-tube fermée.

Ce petit instrument est léger, mobile sur le tube ; on peut le faire glisser en un point quelconque de son trajet (fig. 64 et 65).

Pour être facilement transportables, on a fait les récipients destinés à contenir les liquides à injections, soit en caoutchouc, soit en toile imperméable, et en forme de poire ou d'entonnoir. Ces sortes de sac, de

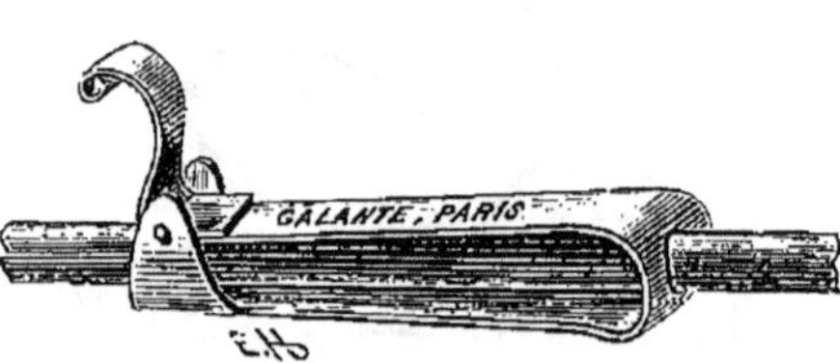

FIG. 65. — Pince presse-tube ouverte.

la contenance de 2 litres, peuvent être stérilisés par l'ébullition. Ils peuvent recevoir l'eau à la température la plus élevée, ainsi que les divers antiseptiques : acide borique, sublimé, etc... Un cou-

vercle mobile empêche la poussière de pénétrer
dans l'appareil.

Une légère armature en métal permet de le sus-
pendre à un clou à crochet fixé à une paroi ver-
ticale quelconque, et aussi de le tenir à la main.

Un tube en caoutchouc de 1^m,50 environ, garni

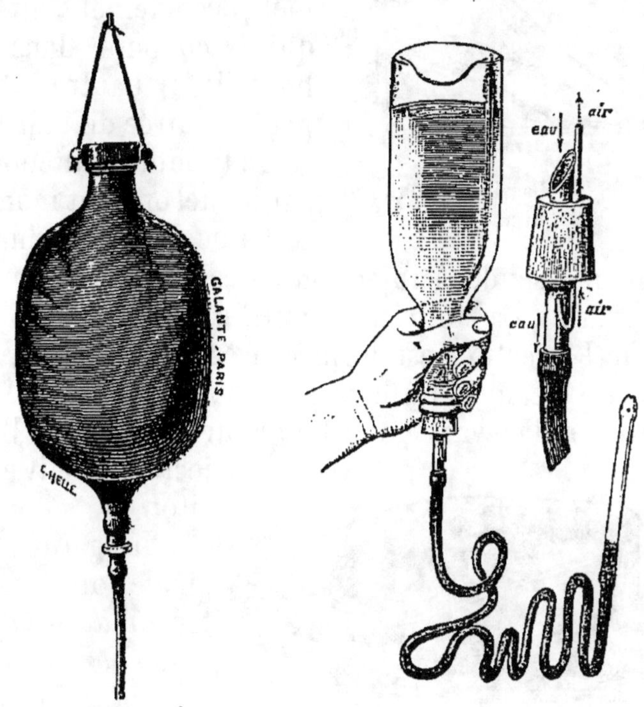

FIG. 66. — Poche en caout-   FIG. 67. — Vide-bouteille du
chouc du docteur Doléris.   docteur Budin.

d'une pince métallique servant de robinet, amène
l'eau à une canule en cristal, dont la forme varie
suivant l'injection qu'elle doit fournir.

On a fait des vide-bouteilles pouvant servir, en
voyage, aux irrigations vaginales. Signalons ceux de
Lefour, Budin et Dubois.

L'appareil du docteur Budin, qui nous paraît très commode, est ainsi construit (fig. 67) :

Dans un bouchon en caoutchouc qu'on peut placer sur une bouteille ou un litre quelconque, passent deux tubes accolés. L'un, plus gros, permet l'écoulement du liquide contenu dans la bouteille ; l'autre, très petit, l'entrée de l'air.

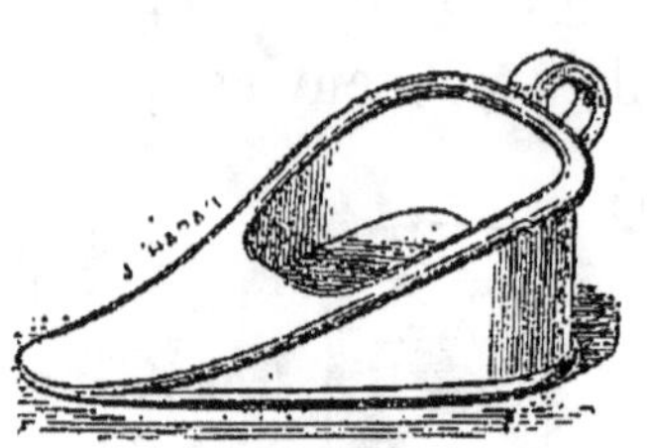

FIG. 68. — Bassin pantoufle ou sabot anglais.

Un tube de caoutchouc, sur lequel on peut monter soit une canule vaginale, soit une sonde à injection intra-utérine, termine l'appareil. La bouteille remplie du liquide ordonné pour l'injection est fermée avec le bouchon ; on place la canule ou la sonde, on renverse la bouteille en l'élevant de la longueur du tube et l'injection se fait aussitôt.

L'irrigation vaginale doit s'exécuter soit *dans la position horizontale*, soit *dans la position accroupie*.

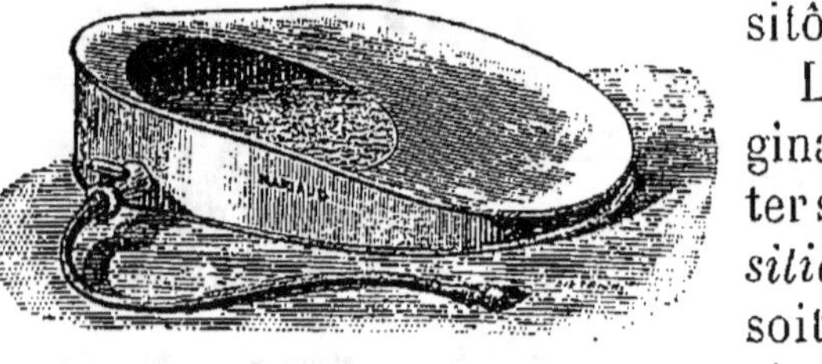

FIG. 69. — Réservoir d'Yvonneau destiné à recevoir les liquides servant aux irrigations vaginales.

Dans la position horizontale, le contact du liquide est plus prolongé ; c'est donc à cette position qu'il faut donner la préférence. Bien entendu, le lit doit être protégé par une alèze et une toile cirée ; et le liquide sortant du vagin doit être reçu soit dans un bassin ou un bidet, soit mieux dans le *sabot anglais* (fig. 68), ou le *réservoir d'Yvonneau* (fig. 69). On glisse ces divers récipients sous le siège de la femme et, en général, ils sont munis sur les côtés d'un tube de caoutchouc suffisamment long pour permettre l'écoulement du liquide hors du lit, dans un seau placé à terre.

L'antisepsie vaginale s'obtiendra avec la solution de sublimé à 1 pour 2000 coupée avec moitié de son volume d'eau filtrée et bouillie.

Les injections faites avec cette substance doivent être conseillées chaudes à la température de 37 à 40 degrés. La température élevée du liquide employé a son importance; à ce degré, les liquides font un nettoyage plus parfait, entraînent mieux tous les caillots et les sécrétions adhérentes soit au col, soit aux culs-de-sac du vagin.

On pourrait aussi se servir d'acide phénique à 10/1000 pour faire ces injections; mais le sublimé nous paraît avoir plus d'avantages, car il est reconnu que c'est le plus puissant agent de désinfection.

La solution employée devra être formulée ainsi :

Eau filtrée bouillie............	2000	grammes.
Bichlorure de mercure........	1	—
Alcool......................	10	—
Acide tartrique..............	5	—

L'acide tartrique conserve au sublimé toute sa vertu germicide en empêchant la formation des albuminates insolubles.

Cependant le sublimé a des inconvénients : son

emploi répété produit une rigidité et une sécheresse des muqueuses vaginale et utérine tout à fait particulières; or ce défaut de souplesse acquis peut être d'un fâcheux effet en obstétrique. C'est à cause de cela que l'on a donné la préférence au biiodure d'hydrargyre presque aussi antiseptique que le bichlorure, et n'ayant pas les inconvénients inhérents au sublimé.

Le biiodure d'hydrargyre se formulera ainsi :

    Biiodure d'hydrargyre..........   1 gramme.
    Iodure de potassium...........   2   —
    Eau filtrée bouillie........... 1000   —

Employer un verre à bordeaux de cette solution par litre d'eau filtrée bouillie qui servira à faire l'injection.

Dans les consultations gynécologiques, avant de pratiquer le toucher vaginal et l'examen au spéculum, on doit faire une toilette vulvaire soignée avec la solution de sublimé au demi-millième, puis donner une injection à la malade avec une des solutions précédemment formulées, puis graisser le doigt et le spéculum avec de la vaseline boriquée.

Chaque canule servant aux injections doit être en verre. On doit renouveler la canule pour chaque malade examinée; il suffit, dans ce but, d'avoir plusieurs séries de canules et de les laisser plongées dans l'eau filtrée bouillante un temps suffisant pour détruire les micro-organismes. De cette façon, pendant qu'on se servira d'une canule, les autres séjourneront dans l'eau bouillante.

Même façon de procéder pour les autres instru-

ments, tels que spéculums et hystéromètres. En les
sortant de l'eau bouillante, il suffira de les plonger dans l'eau bouillie tiède pour pouvoir s'en
servir.

Antisepsie de la cavité utérine. — Les *injections
dans la matrice* se font au moyen d'une sonde, rigide le plus souvent, que l'on introduit dans la
cavité utérine, en la glissant sur le doigt indicateur
placé sur le col près de son orifice. Ces injections
ont été employées après les accouchements, soit
comme excitantes, soit comme hémostatiques, soit
enfin pour déterger la cavité utérine.

Le nombre des sondes à injections intra-utérines
s'est multiplié dans ces derniers temps. Signalons
celles de Tarnier, Pajot, Budin, Militano, Gaches-
Sarraute, Olivier, Bozemann, Fritsch, Collin, Ma-
thieu, etc.

Mais la plupart de ces sondes présentent un vice
capital, c'est qu'on ne peut les bien nettoyer ou
qu'on ne peut acquérir la certitude qu'elles sont
absolument aseptiques et cela parce que leur extrémité est fermée et que les yeux sont placés
à 1 ou 2 centimètres de cette extrémité. Il existe
donc en ce point un cul-de-sac dans lequel des
éléments septiques peuvent se loger sans que
l'accoucheur s'en aperçoive.

Les injections intra-utérines en gynécologie
n'offrent toutefois pas les mêmes dangers qu'en
obstétrique.

« Quand l'utérus est largement dilaté, l'injection
avec une sonde ou même une canule ordinaire,
stérilisée bien entendu, n'expose à aucun danger,

tant que la pression n'est pas trop forte, le reflux du liquide se faisant facilement autour de la sonde[1]. »

Les injections intra-utérines pourront donc être faites avec un simple tube de verre ou de caoutchouc aseptique mousse à son extrémité.

Pour faire l'antisepsie de la cavité utérine, les solutions employées pourront être, soit une solution phéniquée à 1/100, soit une solution de sublimé à 1/3000, soit de l'eau stérilisée au filtre Chamberland, bouillie et additionnée de 6/1000 de sel marin.

Pour maintenir aseptique cette cavité, on pourra dans quelques cas utiliser les crayons médicamenteux composés selon cette formule, donnée par Von Hacker[2] :

Iodoforme pulv.................. 20 grammes.
Gomme arabique...........)
Glycérine ....} ââ.. 2 —
Amidon..................)

(F. s. a. des bâtonnets de même calibre que les crayons ordinaires de nitrate d'argent.)

On pourra aussi employer les crayons suivants dont nous avons déterminé les formules avec Courcenet, interne en pharmacie à l'hôpital Bichat[3] :

1. S. Pozzi, *loc. cit.*, p. 17.
2. R. V. Hacker, *Notice sur les procédés antiseptiques*, etc., trad. par J. Redard (*Rev. de chir.*, Paris, 1885, p. 43).
3. M. Pérairc, *Du traitement antiseptique des endométrites récentes* (*Revue gén. de clin. et de thérap.*, 3ᵉ année, n° 52, 26 décembre 1889, p. 836).

Crayons au salol.

Salol .... 2 gr. 50
Poudre de gomme stérilisée..... 25 grammes.
Gomme adragante............. 1 —
Eau bouillie............... } ââ.. Q. s.
Glycérine neutre.........

Pour cinquante crayons que l'on dessèche à l'étuve.

Même formule pour les crayons à la résorcine.

Crayons à la créoline.

Créoline...................... 2 gr. 50.
Poudre de guimauve stérilisée.... 10 grammes.
Gomme adragante............. 1 —
Eau bouillie............ } ââ.. Q. s.
Glycérine neutre.........

Pour vingt-cinq crayons.

Crayons au naphtol.

Naphtol...................... 5 grammes.
Gomme adragante............. 1 —
Poudre de guimauve stérilisée... 10 —
Glycérine neutre......... } ââ.. Q. s.
Eau bouillie.............

Dose pour vingt-cinq crayons.

Tous ces crayons doivent être conservés dans des flacons fermés à l'émeri.

On les maintiendra parfois dans la cavité utérine au moyen de petits tampons d'ouate iodoformée, dits *tampons de Vuilliet*.

Puis la cavité vaginale sera remplie de tampons d'ouate hydrophile. Une épaisseur d'ouate bori-

quée placée à la vulve et un bandage en T compléteront le pansement.

Pour plus de détails, nous renvoyons aux traités
classiques de gynécologie.

Il est des cas dans lesquels l'*irrigation continue
intra-utérine* est nécessaire.

S. Pozzi[1] a conseillé, pour l'établir, d'introduire
dans l'utérus un tube à drainage en croix, en plaçant dans une pince ses branches transversales
relevées. Quand la cavité utérine est dilatée, cette

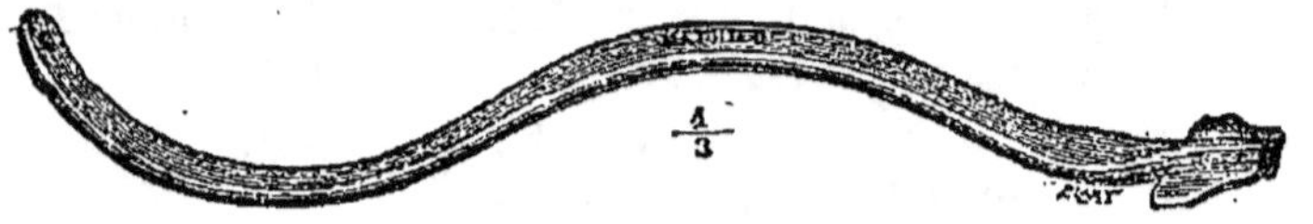

FIG. 70. — Sonde intra-utérine du professeur Pinard.

introduction n'offre aucune difficulté ; mais dans
le cas contraire, un tube rigide est souvent nécessaire.

C'est pour obvier à cet inconvénient que le professeur Pinard et Varnier, après avoir essayé la
sonde en verre du professeur Tarnier et celle en cel-
luloïde du docteur Budin, ont renoncé à s'en servir. L'une est exposée à se rompre et l'autre se
ramollit, et s'affaisse de façon à empêcher l'écoulement du liquide. Aussi ont-ils donné la préférence à une sonde en argent à double courbure
(courbure utérine et courbure périnéale) comme
la sonde vésicale de Sims (fig. 70). D'une longueur de 31 centimètres, elle est aplatie ; son

1. S. Pozzi, *loc. cit.*, p. 82.

diamètre transversal est de 12 millimètres; son épaisseur, parois comprises, est de 7 millimètres, parois non comprises, de 5 millimètres 1/2. Elle est pourvue à son extrémité utérine de quatre ouvertures, une antérieure, une postérieure et deux latérales[1].

L'appareil irrigateur que ces auteurs conseillent est un tonnelet en faïence émaillée d'une contenance de 15 litres. Ce tonnelet devra être placé à 50 centimètres environ au-dessus du plan du lit. Il devra être relié à la sonde à l'aide d'un tube en caoutchouc sur le trajet duquel se trouvera un robinet permettant de régler le débit du liquide.

La solution employée sera le biiodure de mercure à 1/2000 au début; puis la solution saturée d'acide borique. Ces solutions devront être portées à une température variant entre 35 et 40 degrés. On enduira de vaseline les organes génitaux externes et les fesses de la malade, pour éviter les excoriations.

Au lieu de biiodure de mercure, on pourra aussi employer le sublimé à 1 pour 5000 ou l'acide phénique à 1 pour 100.

Pinard et Varnier[2] ont bien indiqué la façon dont la malade doit être placée pour subir ces irrigations:

Sur un lit en fer muni d'un sommier à lames métalliques flexibles, parallèles et espacées de 15 centimètres, deux matelas ordinaires repliés sur

---

1. Pinard et Varnier, *De l'irrigation continue comme traitement prophylactique et curatif des infections puerpérales* (*Annales de gynécologie*, 1886, Paris, t. XXV, p. 20 et 21).
2. *Loc. cit.*, p. 20.

eux-mêmes sont placés bout à bout, de telle façon qu'un interstice existe au milieu du lit entre les deux matelas.

Chaque matelas est recouvert d'une toile imperméable dont les extrémités libres viennent tomber dans le vide situé entre les deux matelas et dirigent le liquide dans un récipient disposé sous le lit.

De cette façon l'on peut reposer sur ce lit comme sur un lit ordinaire, dont il ne diffère que par la scissure médiane et transversale.

Ce dispositif peut être appliqué partout et avec tous les lits possibles.

FIN

TABLE DES MATIÈRES

TABLE DES FIGURES

RÉCENTES PUBLICATIONS CHIRURGICALES

Revue de chirurgie. Directeurs, MM. OLLIER et VERNEUIL; rédacteurs en chef, MM. NICAISE et F. TERRIER. — Paraît tous les mois par livraisons de 5 à 6 feuilles grand in-8° avec de nombreuses gravures dans le texte. — Abonnements du 1er janvier : un an, Paris, 20 fr.; départements et étranger, 23 fr. — (13e année, 1893).

ANGER (Benjamin). Traité iconographique des fractures et luxations. 1 fort vol. in-4 avec 100 pl. hors texte color., contenant 254 fig. et 127 bois interc. dans le texte. 2e tirage. Relié. 150 fr.

BILLROTH et WINIWARTER. Traité de pathologie et de clinique chirurgicales générales, traduit de l'allemand par M. le docteur DELBASTAILLE, d'après la 10e édition allemande. 2e édition française. 1 fort vol. gr. in-8, avec 180 fig. dans le texte.   20 fr.

DELORME. Traité de chirurgie de guerre. — Tome I. *Histoire de la chirurgie militaire française, plaies par armes à feu des parties molles.* 1 fort vol. gr. in-8, avec 95 figures dans le texte et une planche en chromolithographie.   16 fr.

Tome II. *Lésions des os par les armes de guerre. Blessures des régions. Service de santé en campagne.* 1 fort vol. gr. in-8, avec 400 figures dans le texte. 1893.   26 fr.

GALEZOWSKI. Recueil d'ophtalmologie, paraissant tous les mois par livraisons de 64 pages in-8° avec gravures. 15e année, 1893. — Abonnement un an, du 1er janvier, 20 fr.

JAMAIN. Manuel de petite chirurgie. 1893. 7e édition entièrement refondue par MM. F. TERRIER et M. PERAIRE. 1 vol. gr. in-18 de 800 pages, avec 420 figures. Cart. à l'anglaise.   8 fr.

JAMAIN et TERRIER. Manuel de pathologie et clinique chirurgicales. 3ᵉ édition, continué à partir du tome III par MM. TERRIER, BROCA et HARTMANN. 1 vol. in-18. Chaque volume,   8 fr.

TOMES CINQUIÈME et SIXIÈME terminant l'ouvrage.   *Sous presse.*

MALGAIGNE et LE FORT. Manuel de médecine opératoire. 9ᵉ édit. 2 vol. gr. in-18 avec 787 fig. dans le texte. 1887-1889.   16 fr.

MAUNOURY et SALMON. Manuel de l'art des accouchements, à l'usage des élèves en médecine et des élèves sages-femmes. 3ᵉ édit. 1 vol. in-18 avec 115 grav.   7 fr.

PAGET (Sir James). Leçons de clinique chirurgicale, traduites de l'anglais par M. le docteur L.-H. PETIT, et précédées d'une Introduction de M. le professeur VERNEUIL. 1 vol. gr. in-8.   8 fr.

POZZI (G.). Manuel de l'art des accouchements. 1 vol. in-8.

        Sous presse.

REBLAUB. Des cystites non tuberculeuses chez la femme. 1892. 1 vol. in-8.   4 fr.

TERRIER. Éléments de pathologie chirurgicale générale.

    1ᵉʳ fascicule : *Lésions traumatiques et leurs complications.* 1 vol. in-8. 1884.   7 fr.

    2ᵉ fascicule : *Complications des lésions traumatiques. Lésions inflammatoires.* 1 vol. in-8. 1886.   6 fr.

    Le 3ᵉ et dernier fascicule.   *Sous presse.*

TERRIER et BAUDOUIN. De l'hydronéphrose intermittente. 1 vol. in-8 avec 14 fig. 1892.   5 fr.

Congrès français de Chirurgie. *Procès-verbaux, mémoires et discussions,* publiés sous la direction de MM. S. POZZI, secrétaire général et PICQUÉ, secrétaire général adjoint.

    1885 à 1892. Les trois premières sessions forment chacune 1 vol. in-8 de 14 fr. ; 4ᵉ session, 16 fr. ; 5ᵉ session, 14 fr. ; 6ᵉ session, 16 fr.

    7ᵉ session. Paris, avril 1893. 1 vol. in-8 avec figures. *Sous presse.*

11625. — Imprimeries réunies, rue Mignon, 2, Paris.

Juillet 1892.

ANCIENNE LIBRAIRIE GERMER BAILLIÈRE ET Cie

FÉLIX ALCAN, ÉDITEUR

108, Boulevard Saint-Germain, 108, PARIS

EXTRAIT DU CATALOGUE

SCIENCES — MÉDECINE — HISTOIRE — PHILOSOPHIE

I. — BIBLIOTHÈQUE SCIENTIFIQUE INTERNATIONALE

PUBLIÉE SOUS LA DIRECTION DE **M. ÉM. ALGLAVE**

Volumes in-8 en élégant cartonnage anglais. — Prix : 6 fr.

76 VOLUMES PARUS

1. J. TYNDALL. Les glaciers et les transformations de l'eau, 5e éd., illustré.
2. W. BAGEHOT. Lois scientifiques du développement des nations, 5e édition.
3. J. MAREY. La machine animale, locomotion terrestre et aérienne, 5e édition, illustré.
4. A. BAIN. L'esprit et le corps considérés au point de vue de leurs relations, 5e édition.
5. PETTIGREW. La locomotion chez les animaux, 2e éd., ill.
6. HERBERT SPENCER. Introd. à la science sociale, 10e édit.
7. OSCAR SCHMIDT. Descendance et darwinisme, 6e édition.
8. H. MAUDSLEY. Le crime et la folie, 6e édition.
9. VAN BENEDEN. Les commensaux et les parasites dans le règne animal, 3e édition, illustré.
10. BALFOUR STEWART. La conservation de l'énergie, suivi d'une étude sur LA NATURE DE LA FORCE, par *P. de Saint-Robert*, 5e édition, illustré.
11. DRAPER. Les conflits de la science et de la religion, 8e éd.
12. LÉON DUMONT. Théorie scientifique de la sensibilité, 4e éd.
13. SCHUTZENBERGER. Les fermentations, 5e édition, illustré.
14. WHITNEY. La vie du langage, 3e édition.
15. COOKE et BERKELEY. Les champignons, 4e éd., illustré.
16. BERNSTEIN. Les sens, 4e édition, illustré.
17. BERTHELOT. La synthèse chimique, 6e édition.
18. VOGEL. La photographie et la chimie de la lumière, 5e éd.
19. LUYS. Le cerveau et ses fonctions, 6e édition, illustré.
20. W. STANLEY JEVONS. La monnaie et le mécanisme de l'échange, 5e édition.
21. FUCHS. Les volcans et les tremblements de terre, 5e éd.
22. GÉNÉRAL BRIALMONT. La défense des États et les camps retranchés, 3e édition, avec fig. et 2 pl. hors texte.

23. A. DE QUATREFAGES. **L'espèce humaine**, 10e édition.

24. BLASERNA et HELMHOLTZ. **Le son et la musique**, 4e éd.

25. ROSENTHAL. **Les muscles et les nerfs**, 3e édition, illustré.

26. BRUCKE et HELMHOLTZ. **Principes scientifiques des beaux-arts**, 3e édition, illustré.

27. WURTZ. **La théorie atomique**, avec préface de M. Ch. Friedel, 6e édition.

28-29. SECCHI (Le Père). **Les étoiles**, 2e édition, illustré.

30. N. JOLY. **L'homme avant les métaux**, 4e édit., illustré.

31. A. BAIN. **La science de l'éducation**, 7e édition.

32-33. THURSTON et HIRSCH. **Hist. de la machine à vapeur.** 3e éd.

34. R. HARTMANN. **Les peuples de l'Afrique**, 2e édit., illustré.

35. HERBERT SPENCER. **Les bases de la morale évolutionniste**, 4e édition.

36. Th.-H. HUXLEY. **L'écrevisse**, introduction à l'étude de la zoologie, illustré.

37. DE ROBERTY. **La sociologie**, 2e édition.

38. O.-N. ROOD. **Théorie scientifique des couleurs et leurs applications à l'art et à l'industrie**, avec fig. et pl. hors texte.

39. DE SAPORTA et MARION. **L'évolution du règne végétal.** *Les cryptogames*, illustré.

40-41. CHARLTON-BASTIAN. **Le système nerveux et la pensée.** 2e édition. 2 vol. illustrés.

42. JAMES SULLY. **Les illusions des sens et de l'esprit**, 2e éd., ill.

43. A. DE CANDOLLE. **Origine des plantes cultivées**, 3e édit.

44. YOUNG. **Le Soleil**, illustré.

45-46. J. LUBBOCK. **Les Fourmis, les Abeilles et les Guêpes.** 2 vol. illustrés.

47. Ed. PERRIER. **La philos. zoologique avant Darwin**, 2e éd.

48. STALLO. **La matière et la physique moderne**, 2e éd.

49. MANTEGAZZA. **La physionomie et l'expression des sentiments**, 2e édit., illustré.

50. DE MEYER. **Les organes de la parole**, illustré.

51. DE LANESSAN. **Introduction à la botanique.** *Le sapin.* 2e édit., illustré.

52-53. DE SAPORTA et MARION. **L'évolution du règne végétal.** *Les phanérogames.* 2 volumes illustrés.

54. TROUESSART. **Les microbes, les ferments et les moisissures**, 2e éd., illustré.

55. HARTMANN. **Les singes anthropoïdes**, illustré.

56. SCHMIDT. **Les mammifères dans leurs rapports avec leurs ancêtres géologiques**, illustré.

57. BINET et FÉRÉ. **Le magnétisme animal**, 3e éd., illustré.

58-59. ROMANES. **L'intelligence des animaux.** 2 vol.; 2e éd.

60. F. LAGRANGE. **Physiologie des exercices du corps.** 5e éd.

61. DREYFUS (Camille). **L'évolution des mondes et des sociétés.** 2e édition.

62. DAUBRÉE. **Les régions invisibles du globe et des espaces célestes**, illustré, 2º édition.
63-64. SIR JOHN LUBBOCK. **L'homme préhistorique.** 3e édition, 2 volumes illustrés.
65. RICHET (Ch.). **La chaleur animale**, illustré.
66. FALSAN. **La période glaciaire**, illustré.
67. BEAUNIS. **Les sensations internes.**
68. CARTAILHAC. **La France préhistorique**, illustré.
69. BERTHELOT. **La révolution chimique, Lavoisier**, illustré.
70. SIR JOHN LUBBOCK. **Les sens et l'instinct chez les animaux**, illustré.
71. STARCKE. **La famille primitive.**
72. ARLOING. **Les virus**, illustré.
73. TOPINARD. **L'homme dans la nature**, illustré
74. BINET. **Les altérations de la personnalité.**
75. A. DE QUATREFAGES. **Darwin et ses précurseurs français.**
76. LEFÈVRE. **Les races et les langues.**

II. — MÉDECINE ET SCIENCES.

A. — Pathologie médicale.

AVIRAGNET. **De la tuberculose chez les enfants.** 1 vol. in-8, 1892.   4 fr.

AXENFELD ET HUCHARD. **Traité des névroses.** 2e édition, augmentée de 700 pages, par HENRI HUCHARD, médecin des hôpitaux. 1 fort vol. in-8.   20 fr.

BARTELS. **Les maladies des reins**, traduit de l'allemand par le docteur EDELMANN; avec préface et notes de M. le professeur LÉPINE. 1 vol. in-8, avec fig.   7 fr. 50

BOUCHARDAT. **De la glycosurie ou diabète sucré**, son traitement hygiénique, 2º édition. 1 vol. grand in-8, suivi de notes et documents sur la nature et le traitement de la goutte, la gravelle urique, sur l'oligurie, le diabète insipide avec excès d'urée, l'hippurie, la pimélorrhée, etc.   15 fr.

BOUCHUT ET DESPRÉS. **Dictionnaire de médecine et de thérapeutique médicales et chirurgicales**, comprenant le résumé de la médecine et de la chirurgie, les indications thérapeutiques de chaque maladie, la médecine opératoire, les accouchements, l'oculistique, l'odontotechnie, les maladies d'oreilles, l'électrisation, la matière médicale, les eaux minérales, et un formulaire spécial pour chaque maladie. 5º édition, très augmentée. 1 vol. in-4, avec 950 fig. dans le texte et 3 cartes. Br. 25 fr.; cart. 27 fr. 50; relié.   29 fr.

CORNIL. **Leçons sur l'anatomie pathologique des métrites, des salpingites et des cancers de l'utérus.** 1 vol. in-8, avec 35 gravures dans le texte.   3 fr. 50

CORNIL ET **BABES. Les bactéries et leur rôle dans l'anatomie et l'histologie pathologiques des maladies infectieuses.** 2 vol. in-8, avec 350 fig. dans le texte en noir et en couleurs et 12 pl. hors texte, 3e éd. entièrement refondue, 1890.   40 fr.

DAMASCHINO. Leçons sur les maladies des voies digestives. 1 vol. in-8, 3e tirage, 1888.   14 fr.

DAVID. Les microbes de la bouche. 1 vol. in-8 avec gravures en noir et en couleurs dans le texte.   10 fr.

DÉJERINE-KLUMPKE (Mme). **Des polynévrites et des paralysies et atrophies saturnines.** 1 vol. in-8. 1889.   6 fr.

DESPRÉS. Traité théorique et pratique de la syphilis, ou infection purulente syphilitique. 1 vol. in-8.   7 fr.

DUCWORTH (Sir Dyn). **La goutte,** son traitement. Trad. de l'anglais par le Dr RODET. 1 vol. gr. in-8 avec gr. dans le texte.   10 fr.

DURAND-FARDEL. Traité des eaux minérales de la France et de l'étranger, et de leur emploi dans les maladies chroniques, 3e édition. 1 vol. in-8.   10 fr.

DURAND-FARDEL. Traité pratique des maladies des vieillards, 2e édition. 1 fort vol. gr. in-8.   14 fr.

FÉRÉ (Ch.). **Les épilepsies et les épileptiques.** 1 vol. gr. in-8 avec 12 planches hors texte et 67 grav. dans le texte. 1890.   20 fr.

FÉRÉ (Ch.). **Du traitement des aliénés dans les familles.** 1 vol. in-18. 1889.   2 fr. 50

FERRIER. De la localisation des maladies cérébrales. Traduit de l'anglais par H.-C. DE VARIGNY, suivi d'un mémoire de MM. CHARCOT et PITRES sur les *Localisations motrices dans les hémisphères de l'écorce du cerveau.* 1 vol. in-8 avec 67 fig. dans le texte.   2 fr.

HÉRARD, CORNIL ET **HANOT. De la phtisie pulmonaire.** 1 vol. in-8, avec fig. dans le texte et pl. coloriées. 2e éd.   20 fr.

ICARD. La femme pendant la période menstruelle. Psychologie morbide et médecine légale. 1 vol. in-8.   6 fr.

KUNZE. Manuel de médecine pratique, traduit de l'allemand par M. KNOERI. 1 vol. in-18.   1 fr. 50

LANCEREAUX. Traité historique et pratique de la syphilis. 2e édition. 1 vol. gr. in-8, avec fig. et planches color.   17 fr.

MAUDSLEY. Le crime et la folie. 1 vol. in-8. 5e édit.   6 fr.

MAUDSLEY. La pathologie de l'esprit. 1 vol. in-8.   10 fr.

MURCHISON. De la fièvre typhoïde, avec notes et introduction du docteur H. GUENEAU DE MUSSY. 1 vol. in-8, avec figures dans le texte et planches hors texte.   3 fr.

NIEMEYER. Éléments de pathologie interne et de thérapeutique, traduit de l'allemand, annoté par M. CORNIL. 3e édit. franç., augmentée de notes nouvelles. 2 vol. gr. in-8.   4 fr. 50

ONIMUS ET **LEGROS. Traité d'électricité médicale.** 1 fort vol. in-8, avec 275 figures dans le texte. 2e édition.   17 fr.

RILLIET ET BARTHEZ. **Traité clinique et pratique des maladies des enfants**. 3e édit., refondue et augmentée, par BARTHEZ et A. SANNÉ. Tome I, 1 fort vol. gr. in-8. 16 fr.
> Tome II, 1 fort vol. gr. in-8. 14 fr.
> Tome III terminant l'ouvrage, 1 fort vol. gr. in-8. 25 fr.

SPRINGER. **La croissance**. Son rôle dans la pathologie infantile. 1 vol. in-8. 6 fr.

TAYLOR. **Traité de médecine légale**, traduit sur la 7e édition anglaise, par le Dr HENRI COUTAGNE. 1 vol. gr. in-8. 4 fr. 50

B. — Pathologie chirurgicale.

ANGER (Benjamin). **Traité iconographique des fractures et luxations**, précédé d'une introduction par M. le professeur Velpeau. 1 fort volume in-4, avec 100 planches hors texte, coloriées, contenant 254 figures, et 127 bois intercalés dans le texte. 2e tirage. Relié. 150 fr.

BILLROTH ET WINIWARTER. **Traité de pathologie et de clinique chirurgicales générales**, traduit de l'allemand, 2e édit. d'après la 10° édit. allemande. 1 fort vol. gr. in-8, avec 180 fig. dans le texte. 20 fr.

Congrès français de chirurgie. Mémoires et discussions, publiés par MM. POZZI, secrétaire général, et PICQUÉ, secrétaire général adjoint.
> 1re session : 1885, 1 fort vol. gr. in-8, avec fig. 14 fr.
> 2e session : 1886, 1 fort vol. gr. in-8, avec fig. 14 fr.
> 3e session : 1888, 1 fort vol. gr. in-8, avec fig. 14 fr.
> 4e session : 1889, 1 fort vol. gr. in-8, avec fig. 16 fr.
> 5e session : 1891, 1 fort vol. gr. in-8, avec fig. 14 fr.

DE ARLT. **Des blessures de l'œil**, considérées au point de vue pratique et médico-légal. 1 vol. in-18. 1 fr. 25

DELORME. **Traité de chirurgie de guerre**. 2 vol. gr. in-8°, avec fig. dans le texte. Tome I. 16 fr.
> Tome II, terminant l'ouvrage (*sous presse*).

GALEZOWSKI. **Des cataractes et de leur traitement**. 1er fascicule, 1 vol. in-8. 3 fr. 50

JAMAIN ET TERRIER. **Manuel de petite chirurgie**. 6e édit., refondue. 1 vol. gr. in-18 de 1000 pages, avec 450 fig. 9 fr.

JAMAIN ET TERRIER. **Manuel de pathologie et de clinique chirurgicales**. 3e édition. Tome I, 1 fort vol. in-18. 8 fr.
> Tome II, 1 vol. in-18. 8 fr.
> Tome III, 1 vol. in-18. 8 fr.
> Tome IV, 1 vol. in-18. 8 fr.

LE FORT. **La chirurgie militaire** et les Sociétés de secours en France et à l'étranger. 1 vol. gr. in-8, avec fig. 10 fr.

LIEBREICH. **Atlas d'ophtalmoscopie**, représentant l'état normal et les modifications pathologiques du fond de l'œil vues à l'ophtalmoscope. 3e édition, atlas in-f° de 12 planches, 59 figures en couleurs. 40 fr.

MAC CORMAC. **Manuel de chirurgie antiseptique**, traduit de l'anglais par M. le docteur LUTAUD. 1 fort vol. in-8. 2 fr.

MALGAIGNE ET LE FORT. **Manuel de médecine opératoire**.
9e édit. 2 vol. gr. in-18, avec nombreuses fig. dans le texte.   16 fr.

MAUNOURY et SALMON. **Manuel de l'art des accouchements**, à l'usage des élèves en médecine et des élèves sages-
femmes. 3e édit. 1 vol. in-18, avec 115 grav.   7 fr.

NÉLATON. **Éléments de pathologie chirurgicale**, par
A. Nélaton, membre de l'Institut, professeur de clinique à la
Faculté de médecine, etc. Ouvrage complet en 6 volumes.
Seconde édition, complètement remaniée, revue par les Drs Jamain,
Péan, Després, Gillette et Horteloup, chirurgiens des hôpitaux.
6 forts vol. gr. in-8, avec 795 figures dans le texte.   32 fr.

PAGET (sir James). **Leçons de clinique chirurgicale**, traduites
de l'anglais par le docteur L.-H. Petit, et précédées d'une introduction de M. le professeur Verneuil. 1 vol. grand in-8.   8 fr.

PÉAN. **Leçons de clinique chirurgicale, professées à
l'hôpital Saint-Louis**, de 1876 à 1880. Tomes II à IV, 3 vol.
in-8, avec fig. et pl. coloriées. Chaque vol. séparément.   20 fr.
Tomes V et VI, années 1881-82, 1883-84. 2 vol. in-8. Chac.   25 fr.
Le tome Ier est épuisé.

POZZI (G.). **Manuel de l'art des accouchements**. 1 vol.
in-8 (*sous presse*).

REBLAUB. **Des cystites non tuberculeuses chez la
femme**. 1892. 1 vol. in-8.   4 fr.

RICHARD. **Pratique journalière de la chirurgie**. 1 vol.
gr. in-8, avec 215 fig. dans le texte. 2e édit., augmentée de chapitres inédits de l'auteur, et revue par le Dr J. Crauk.   5 fr.

ROTTENSTEIN. **Traité d'anesthésie chirurgicale**, contenant
la description et les applications de la méthode anesthésique de
Paul Bert. 1 vol. in-8, avec figures.   10 fr.

SCHWEIGGER. **Leçons d'ophtalmoscopie**, avec 3 planches
lith. et des figures dans le texte. In-8 de 144 pages.   3 fr. 50

SOELBERG-WELLS. **Traité pratique des maladies des
yeux**. 1 fort vol. gr. in-8, avec figures.   4 fr. 50

TERRIER. **Éléments de pathologie chirurgicale générale**.
1er fascicule : *Lésions traumatiques et leurs complications*. 1 vol.
in-8.   7 fr.
2e fascicule : *Complications des lésions traumatiques. Lésions in-
flammatoires*. 1 vol. in-8.   6 fr.
Le 3e et dernier fascicule. (*Sous presse*.)

TERRIER et BAUDOUIN. **De l'hydronéphrose intermittente**.
1892. 1 vol. in-8.   5 fr.

TRUC. **Du traitement chirurgical de la péritonite**.
1 vol. in-8.   4 fr.

VIRCHOW. **Pathologie des tumeurs**, cours professé à l'uni-
versité de Berlin, traduit de l'allemand par le docteur Aronssohn.
Tome Ier, 1 vol. gr. in-8, avec 106 fig.   3 fr. 75
Tome II, 1 vol. gr. in-8, avec 74 fig.   3 fr. 75
Tome III, 1 vol. gr. in-8, avec 49 fig.   3 fr. 75
Tome IV (1er fascicule), 1 vol. gr. in-8, avec figures.   4 fr. 50

YVERT. Traité pratique et clinique des blessures du globe de l'œil. 1 vol. gr. in-8. 12 fr.

C. — Thérapeutique. Pharmacie. Hygiène.

BOUCHARDAT. Nouveau formulaire magistral, précédé d'une Notice sur les hôpitaux de Paris, de généralités sur l'art de formuler, suivi d'un Précis sur les eaux minérales naturelles et artificielles, d'un Mémorial thérapeutique, de notions sur l'emploi des contrepoisons et sur les secours à donner aux empoisonnés et aux asphyxiés. 1891, 29° édition, revue et corrigée. 1 vol. in-18, broché, 3 fr. 50; cartonné, 4 fr.; relié. 4 fr. 50

BOUCHARDAT et **VIGNARDOU. Formulaire vétérinaire,** contenant le mode d'action, l'emploi et les doses des médicaments. 4° édit. 1 vol. in-18, br. 3 fr. 50, cart. 4 fr., relié. 4 fr. 50

BOUCHARDAT. De la glycosurie ou diabète sucré, son traitement hygiénique. 2° édition. 1 vol. grand in-8, suivi de notes et documents sur la nature et le traitement de la goutte, la gravelle urique, sur l'oligurie, le diabète insipide avec excès d'urée, l'hippurie, la pimélorrhée, etc. 15 fr.

BOUCHARDAT. Traité d'hygiène publique et privée, basée sur l'étiologie. 1 fort vol. gr. in-8. 3° édition, 1887. 18 fr.

CORNIL et **MARTIN. Leçons élémentaires d'hygiène privée,** 1 vol. in-18, avec figures. (*Sous presse.*)

DURAND-FARDEL. Les eaux minérales et les maladies chroniques. 1 vol. in-18. 2° édition. 3 fr. 50; cart. 3 fr.

LEVILLAIN. Hygiène des gens nerveux, 1 vol. in-18, 2° édition, br. 3 fr. 50; en cart. anglais. 4 fr.

MACARIO (M.). Manuel d'hydrothérapie suivi d'une instruction sur les bains de mer. 1 vol. in-18, 4° édition, 1889, 2 fr. 50; cart. 3 fr.

WEBER. Climatothérapie, traduit de l'allemand par les docteurs Doyon et Spillmann. 1 vol. in-8, 1886. 6 fr.

D. — Anatomie. Physiologie. Histologie.

ALAVOINE. Tableaux du système nerveux. Deux grands tableaux, avec figures. 1 fr. 50

BAIN (Al.). Les sens et l'intelligence, traduit de l'anglais par M. Cazelles. 1 vol. in-8. 10 fr.

BASTIAN (Charlton). Le cerveau, organe de la pensée, chez l'homme et chez les animaux. 2 vol. in-8, avec 184 figures dans le texte. 12 fr.

DEBIERRE et **DOUMER. Vues stéréoscopiques des centres nerveux.** 48 planches photographiques avec un album. 20 fr.

DEBIERRE et **DOUMER. Album des centres nerveux.** 1 fr. 50

F. LAGRANGE. Physiologie des exercices du corps. Couronné par l'Institut. 5° édit. 1 vol. in-8, cart. 6 fr.

F. LAGRANGE. **L'hygiène de l'exercice chez les enfants et les jeunes gens.** 1 vol. in-18, 3ᵉ éd. 3 fr. 50 ; cart. 4 fr.

LAGRANGE. **De l'exercice chez les adultes.** 1 vol. in-18, 2ᵉ édition, 3 fr. 50 ; cartonnage anglais. 4 fr.

LEVILLAIN. **L'hygiène des gens nerveux.** 1 vol. in-18, 2ᵉ éd. 3 fr. 50 ; cartonnage anglais. 4 fr.

BELZUNG. **Anatomie et physiologie animales.** 1 fort vol. in-8 avec 522 gravures dans le texte. 4ᵉ éd., revue. 6 fr., cart. 7 fr.

BÉRAUD (B.-J.). **Atlas complet d'anatomie chirurgicale topographique**, pouvant servir de complément à tous les ouvrages d'anatomie chirurgicale, composé de 109 planches représentant plus de 200 gravures dessinées d'après nature par M. BION, et avec texte explicatif. 1 fort vol. in-4.

    Prix : fig. noires, relié, 60 fr. — Fig. coloriées, relié, 120 fr. Toutes les pièces, disséquées dans l'amphithéâtre des hôpitaux, ont été reproduites d'après nature par M. BION, et ensuite gravées sur acier par les meilleurs artistes.

BERNARD (Claude). **Leçons sur les propriétés des tissus vivants**, avec 94 fig. dans le texte. 1 vol. in-8. 2 fr. 50

BERNSTEIN. **Les sens.** 1 vol. in-8, avec fig. 3ᵉ édit., cart. 6 fr.

BURDON-SANDERSON, FOSTER et BRUNTON. **Manuel du laboratoire de physiologie**, traduit de l'anglais par M. MOQUIN-TANDON. 1 vol. in-8, avec 184 figures dans le texte, 1883. 7 fr.

FAU. **Anatomie des formes du corps humain**, à l'usage des peintres et des sculpteurs. 1 atlas in-folio de 25 planches. Prix : fig. noires, 15 fr. — Fig. coloriées. 30 fr.

CORNIL, RANVIER et BRAULT. **Manuel d'histologie pathologique.** 3ᵉ édition. 2 vol. in-8, avec nombreuses figures dans le texte. (*Sous presse.*)

FERRIER. **Les fonctions du cerveau.** 1 v. in-8, avec 68 fig. 3 fr.

DEBIERRE. **Traité élémentaire d'anatomie de l'homme.** Anatomie descriptive et dissection, avec notions d'organogénie et d'embryologie générales. Ouvrage complet en 2 volumes. 40 fr.

    Tome I, *Manuel de l'amphithéâtre,* 1 vol. in-8 de 950 pages avec 450 figures en noir et en couleurs dans le texte. 1890. 20 fr.

    Tome II et dernier : 1 vol. in-8 avec 515 figures en noir et en couleurs dans le texte. 20 fr.

LEYDIG. **Traité d'histologie comparée de l'homme et des animaux.** 1 fort vol. in-8, avec 200 figures. 4 fr. 50

LONGET. **Traité de physiologie.** 3ᵉ édition, 3 vol. gr. in-8, avec figures. 12 fr.

MAREY. **Du mouvement dans les fonctions de la vie.** 1 vol. in-8, avec 200 figures dans le texte. 3 fr.

PREYER. **Éléments de physiologie générale.** Traduit de l'allemand par M. J. SOURY. 1 vol. in-8. 5 fr.

PREYER. **Physiologie spéciale de l'embryon.** 1 vol. in-8 avec figures et 9 planches hors texte. 7 fr. 50

E. — Physique. Chimie. Histoire naturelle.

AGASSIZ. De l'espèce et des classifications en zoologie. 1 vol. in-8, cart.   5 fr.

BERTHELOT. La synthèse chimique. 1 vol. in-8 ; 6ᵉ édit., cart.   6 fr.

BERTHELOT. La révolution chimique, Lavoisier. 1 vol. in-8, cart.   6 fr.

COOKE ET BERKELEY. Les champignons, avec 110 figures dans le texte. 1 vol. in-8. 4ᵉ édition, cart.   6 fr.

DARWIN. Les récifs de corail, leur structure et leur distribution. 1 vol. in-8, avec 3 planches hors texte, traduit de l'anglais par M. Cosserat.   8 fr.

DAUBRÉE. Les régions invisibles du globe et des espaces célestes. 1 vol. in-8 avec gravures. Cart.   6 fr.

EVANS (John). Les âges de la pierre. 1 beau vol. gr. in-8, avec 467 figures dans le texte.   15 fr.

EVANS (John). L'âge du bronze. 1 fort vol. in-8, avec 540 figures dans le texte.   15 fr.

GRÉHANT. Manuel de physique médicale. 1 vol. in-18, avec 469 figures dans le texte.   7 fr.

GRIMAUX. Chimie organique élémentaire. 5ᵉ édit. 1 vol. in-18, avec figures.   5 fr.

GRIMAUX. Chimie inorganique élémentaire. 6ᵉ édit., 1891. 1 vol. in-18, avec figures.   5 fr.

HERBERT SPENCER. Principes de biologie, traduit de l'anglais par M. C. Cazelles. 2 vol. in-8.   20 fr.

HUXLEY. La physiographie, introduction à l'étude de la nature. 1 vol. in-8 avec 128 figures dans le texte et 2 planches hors texte. 2ᵉ éd.   8 fr.

LUBBOCK. Origines de la civilisation, état primitif de l'homme et mœurs des sauvages modernes, traduit de l'anglais. 3ᵉ édition. 1 vol. in-8, avec fig. Broché, 15 fr. — Relié.   18 fr.

LUBBOCK. L'homme préhistorique. 2 vol. in-8 avec 228 gravures dans le texte, cart.   12 fr.

PISANI (F.). Traité pratique d'analyse chimique qualitative et quantitative, à l'usage des laboratoires de chimie. 1 vol. in-12. 4ᵉ édit., augmentée d'un traité d'*analyse au chalumeau*.   3 fr. 50

PISANI ET DIRVELL. La chimie du laboratoire. 1 vol. in-12, 2ᵉ éd.   4 fr.

QUATREFAGES (DE). Darwin et ses précurseurs français. Étude sur le transformisme. 1 vol. in-8 cart.   6 fr.

THÉVENIN (E.). Dictionnaire abrégé des sciences physiques et naturelles, revu par H. DE Varigny. 1 volume in-18 de 630 pages, cartonné à l'anglaise. . . . . 5 fr.

III. — BIBLIOTHÈQUE D'HISTOIRE CONTEMPORAINE

Volumes in-18 à 3 fr. 50. — Volumes in-8 à 5, 7 et 12 francs. Cartonnage toile, 50 c. en plus par vol. in-18, 1 fr. par vol. in-8.

EUROPE

HISTOIRE DE L'EUROPE PENDANT LA RÉVOLUTION FRANÇAISE, par *H. de Sybel*. Traduit de l'allemand par Mlle Dosquet. 6 vol. in-8 . .   42 fr.

HISTOIRE DIPLOMATIQUE DE L'EUROPE, DE 1815 A 1878, par *Debidour*. 2 vol. in-8, 1891.   18 fr.

FRANCE

HISTOIRE DE LA RÉVOLUTION FRANÇAISE, par *Carlyle*. 3 vol. in-18.   10 50

LA RÉVOLUTION FRANÇAISE, par *H. Carnot*. 1 vol. in-12. Nouv. édit..   3 50

HISTOIRE DE LA RESTAURATION, par *de Rochau*. 1 vol. in-18. . . .   3 50

HISTOIRE DE DIX ANS, par *Louis Blanc*. 5 vol. in-8. . . . .   25 »

HISTOIRE DE HUIT ANS (1840-1848), par *Elias Regnault*. 3 vol. in-8.   15 »

HISTOIRE DU SECOND EMPIRE (1848-1870), par *Taxile Delord*. 6 volumes in-8 . . . .   42 fr.

LA GUERRE DE 1870-1871, par *Boert*. 1 vol. in-18. . . . .   3 50

LA FRANCE POLITIQUE ET SOCIALE, par *Aug. Laugel*. 1 volume in-8.   5 fr.

LES COLONIES FRANÇAISES, par *P. Gaffarel*. 1 vol. in-8, 4e éd.   5 fr.

L'EXPANSION COLONIALE DE LA FRANCE, étude économique, politique et géographique sur les établissements français d'outre-mer, par *J.-L. de Lanessan*. 1 vol. in-8 avec 19 cartes hors texte. . . . .   12 fr.

L'INDO-CHINE FRANÇAISE, étude économique, politique et administrative sur *la Cochinchine, le Cambodge, l'Annam* et *le Tonkin* (médaille Dupleix de la Société de Géographie commerciale), par *J.-L. de Lanessan*, 1 vol. in-8, avec 5 cartes en couleurs. . . . .   15 fr.

L'ALGÉRIE, par *M. Wahl*. 1 vol. in-8. 2e édition. Ouvrage couronné par l'Institut. . . . .   5 fr.

L'EMPIRE D'ANNAM ET LES ANNAMITES, par *J. Silvestre*. 1 vol. in-18 avec carte. 3 50

ANGLETERRE

HISTOIRE GOUVERNEMENTALE DE L'ANGLETERRE, DEPUIS 1770 JUSQU'A 1830, par sir *G. Cornewal Lewis*. 1 vol. in-8, traduit de l'anglais . . .   7 fr.

HISTOIRE CONTEMPORAINE DE L'ANGLETERRE, depuis la mort de la reine Anne jusqu'à nos jours, par *H. Reynald*. 1 vol. in-18. 2e éd. .   3 50

LES QUATRE GEORGE, par *Thackeray*. 1 vol. in-18 . . . .   3 50

LOMBART-STREET, le marché financier en Angleterre, par *W. Bagehot*. 1 vol. in-18 . . . .   3 50

LORD PALMERSTON ET LORD RUSSEL, par *Aug. Laugel*. 1 vol. in-18.   3 50

QUESTIONS CONSTITUTIONNELLES (1873-1878), par *E.-W. Gladstone*, précédées d'une introduction par *Albert Gigot*. 1 vol. in-8. . . . .   5 fr.

ALLEMAGNE

HISTOIRE DE LA PRUSSE, depuis la mort de Frédéric II jusqu'à la bataille de Sadowa, par *Eug. Véron*. 1 vol. in-18. 4e éd. 3 50

HISTOIRE DE L'ALLEMAGNE, depuis la bataille de Sadowa jusqu'à nos jours, par *Eug. Véron*. 1 vol. in-18, 3e éd. continuée jusqu'en 1892, par *Paul Bondois* 3 50

L'ALLEMAGNE CONTEMPORAINE, par *Ed. Bourloton*. 1 vol. in-18. . .   3 50

AUTRICHE-HONGRIE

HISTOIRE DE L'AUTRICHE, depuis la mort de Marie-Thérèse jusqu'à nos jours, par *L. Asseline.* 1 vol. in-18. 2º éd. 3 50

HISTOIRE DES HONGROIS et de leur littérature politique, de 1790 à 1815, par *Ed. Sayous.* 1 vol. in-18 . . . . 3 50

ESPAGNE

HISTOIRE DE L'ESPAGNE, depuis la mort de Charles III jusqu'à nos jours, par *H. Reynald.* 1 vol. in-18 . . . . 3 50

RUSSIE

HISTOIRE CONTEMPORAINE DE LA RUSSIE, par *M. Créhange.* 1 vol. in-18 . . . . 3 50

SUISSE

LA SUISSE CONTEMPORAINE, par *H. Dixon.* 1 vol. in-18 . . . . . . 3 50

HISTOIRE DU PEUPLE SUISSE, par *Daendliker,* précédée d'une Introduction par *Jules Favre.* 1 vol. in-18. . . . : . . . . 5 fr.

AMÉRIQUE

HISTOIRE DE L'AMÉRIQUE DU SUD, par *Alf. Deberle.* 1 vol. in-18. 2º éd. 3 50

ITALIE

HISTOIRE DE L'ITALIE, depuis 1815 jusqu'à la mort de Victor-Emmanuel, par *E. Sorin.* 1 vol. in-18 . . . . 3 50

Jules Barni. HISTOIRE DES IDÉES MORALES ET POLITIQUES EN FRANCE AU XVIIIᵉ SIÈCLE. 2 vol. in-18, chaque volume 3 50
— LES MORALISTES FRANÇAIS AU XVIIIᵉ SIÈCLE. 1 vol. in-18. . . . 3 50

Émile Beaussire. LA GUERRE ÉTRANGÈRE ET LA GUERRE CIVILE. 1 vol. in-18 . . . . 3 50

E. de Laveleye. LE SOCIALISME CONTEMPORAIN. 1 vol. in-18. 7ᵉ éd. augm. 3 50

E. Despois. LE VANDALISME RÉVOLUTIONNAIRE. 1 vol. in-18. 2º éd. 3 50

M. Pellet. VARIÉTÉS RÉVOLUTIONNAIRES, avec une Préface de *A. Ranc.* 3 vol. in-18, chaque. vol. 3 50

Eug. Spuller. FIGURES DISPARUES, portraits contemporains, littéraires et politiques. 2 vol. in-18, chaque vol. 3 50

Eug. Spuller. HISTOIRE PARLEMENTAIRE DE LA DEUXIÈME RÉPUBLIQUE. 1 vol. in-18 . . . . 3 50

Eug. Spuller. L'ÉDUCATION DE LA DÉMOCRATIE. 1 vol. in-18. 3 fr. 50

J. Bourdeau. LE SOCIALISME ALLEMAND ET LE NIHILISME RUSSE. 1 vol. in-18 . . . . 3 fr. 50

G. Guéroult. LE CENTENAIRE DE 1789. Evolution politique, philosophique, artistique et scientifique de l'Europe depuis cent ans. 1 vol. in-18 . . . . 3 50

Clamageran. LA FRANCE RÉPUBLICAINE. 1 vol. in-18. . . . 3 50

Aulard. LE CULTE DE LA RAISON ET LE CULTE DE L'ÊTRE SUPRÊME (1793-1794). Etude historique. 1 vol. in-18 . . . . 3 fr. 50

Bérard. LA TURQUIE ET L'HELLÉNISME CONTEMPORAIN. 1 vol. in-18 . . . . 3 f. 50

IV. — BIBLIOTHÈQUE DE PHILOSOPHIE CONTEMPORAINE

VOLUMES IN-18.

Br., 2 fr. 50 ; cart. à l'angl., 3 fr. ; reliés, 4 fr.

H. Taine.

L'Idéalisme anglais, étude sur Carlyle.
Philosophie de l'art dans les Pays-Bas. 2e édition.
Philosophie de l'art en Grèce. 2e édit.

Paul Janet.

Le Matérialisme contemp. 5e édit.
Philosophie de la Révolution française. 4e édit.
Le Saint-Simonisme.
Origines du socialisme contemporain, 4e éd.
La philosophie de Lamennais.

Alaux.

Philosophie de M. Cousin.

Ad. Franck.

Philosophie du droit pénal. 3e édit.
Des rapports de la religion et de l'Etat. 2e édit.
La philosophie mystique en France au XVIIIe siècle.

Beaussire.

Antécédents de l'hégélianisme dans la philosophie française.

Bost.

Le Protestantisme libéral.

Ed. Auber.

Philosophie de la médecine.

Charles de Rémusat.

Philosophie religieuse.

Charles Lévêque.

Le Spiritualisme dans l'art.
La Science de l'invisible.

Émile Saisset.

L'âme et la vie, suivi d'une étude sur l'Esthétique française.
Critique et histoire de la philosophie (frag. et disc.).

Auguste Laugel.

L'Optique et les Arts.
Les problèmes de la nature.
Les problèmes de la vie.
Les problèmes de l'âme.

Challemel-Lacour.

La philosophie individualiste.

Albert Lemoine.

Le Vitalisme et l'Animisme.

Milsand.

L'Esthétique anglaise.

Schœbel.

Philosophie de la raison pure.

Ath. Coquerel fils.

Premières transformations historiques du christianisme.
La Conscience et la Foi.
Histoire du Credo.

Jules Levallois.

Déisme et Christianisme.

Camille Selden.

La Musique en Allemagne.

Stuart Mill.

Auguste Comte et la philosophie positive. 4e édition.
L'Utilitarisme. 2e édition.

Mariano.

La Philosophie contemp. en Italie.

Saigey.

La Physique moderne. 2e tirage.

E. Faivre.

De la variabilité des espèces.

Ernest Bersot.

Libre philosophie.

W. de Fonvielle.

L'astronomie moderne.

E. Boutmy.

Philosophie de l'architecture en Grèce.

Herbert Spencer.

Classification des sciences. 4e édit.
L'individu contre l'Etat. 2e éd.

Gauckler.

Le Beau et son histoire.

Bertauld.

L'ordre social et l'ordre moral.

De la philosophie sociale.

Th. Ribot.

La philosophie de Schopenhauer, 4e édition.

Les maladies de la mémoire. 7e édit.

Les maladies de la volonté. 7e édit.

Les maladies de la personnalité. 3e éd.

La psychologie de l'attention.

Hartmann.

La Religion de l'avenir. 2e édition.

Le Darwinisme. 3e édition.

Schopenhauer.

Le libre arbitre. 5e édition.

Le fondement de la morale. 3e édit.

Pensées et fragments. 10e édition.

Liard.

Les Logiciens anglais contemporains. 3e édition.

Les définitions géométriques et les définitions empiriques. 2e édit.

Marion.

J. Locke, sa vie, son œuvre.

O. Schmidt.

Les sciences naturelles et la philosophie de l'Inconscient.

Barthélemy Saint-Hilaire.

De la métaphysique.

La philos., la religion et les sciences.

A. Espinas.

Philosophie expérim. en Italie.

Conta.

Fondements de la métaphysique.

John Lubbock.

Le bonheur de vivre. 2 vol.

Maus.

La justice pénale.

P. Siciliani.

Psychogénie moderne.

Leopardi.

Opuscules et Pensées.

A. Lévy.

Morceaux choisis des philosophes allemands.

Roisel.

De la substance.

Zeller.

Christian Baur et l'école de Tubingue.

Stricker.

Du langage et de la musique.

Coste.

Les conditions sociales du bonheur et de la force. 3e édition.

Binet.

La psychologie du raisonnement.

G. Ballet.

Le langage intérieur et l'aphasie. 2e édition.

Mosso.

La peur.

Tarde.

La criminalité comparée. 2e éd.

Paulhan.

Les phénomènes affectifs.

Ch. Richet.

Psychologie générale. 2e éd.

Delbœuf.

Matière brute et mat. vivante.

Ch. Féré.

Sensation et mouvement.

Dégénérescence et criminalité.

Vianna de Lima.

L'homme selon le transformisme.

L. Arréat.

La morale dans le drame, l'épopée et le roman. 2e édition.

De Roberty.

L'inconnaissable.

L'agnosticisme.

Bertrand.

La psychologie de l'effort.

Guyau.

La genèse de l'idée de temps.

Lombroso.

L'anthropologie criminelle. 2e éd.

Nouvelles recherches de psychiatrie et d'anthropologie criminelle.

Les applications de l'anthropologie criminelle.

Tissié.

Les rêves, physiologie, pathologie.

Thamin.

Éducation et positivisme.

Sighele.

La foule criminelle.

G. Lyon.

La philosophie de Hobbes.

VOLUMES IN-8.

Br. à 5, 7 50 et 10 fr.; cart. angl., 1 fr. de plus par vol.; rel., 2 fr.

BARNI

La morale dans la démocratie. 2ᵉ édit.   5 fr.

AGASSIZ

De l'espèce et des classifications.   5 fr.

STUART MILL

La philosophie de **Hamilton**.   10 fr.

Mes mémoires.   5 fr.

Système de logique déductive et inductive. 3ᵉ édit. 2 vol.   20 fr.

Essais sur la Religion. 2ᵉ édit.   5 fr.

HERBERT SPENCER

Les premiers principes.   10 fr.

Principes de psychologie. 2 vol.   20 fr.

Principes de biologie. 2 vol.   20 fr.

Principes de sociologie. 4 vol.   36 fr. 25

Essais sur le progrès.   7 fr. 50

Essais de politique.   7 fr. 50

Essais scientifiques.   7 fr. 50

De l'éducation physique, intellectuelle et morale. 8ᵉ éd.   5 fr.

Introduction à la science sociale. 3ᵉ éd.   6 fr.

Les bases de la morale évolutionniste. 9ᵉ éd.   6 fr.

COLLINS

Résumé de la philosophie de Herbert Spencer.   10 fr.

AUGUSTE LAUGEL

Les problèmes.   7 fr. 50

EMILE SAIGEY

Les sciences au XVIIIᵉ siècle. La physique de Voltaire.   5 fr.

PAUL JANET

Les causes finales. 2ᵉ édition.   10 fr.

Histoire de la science politique dans ses rapports avec la morale, 3ᵉ édit. augm., 2 vol.   20 fr.

TH. RIBOT

L'hérédité psychologique. 4ᵉ édition.   7 fr. 50

La psychologie anglaise contemporaine. 3ᵉ éd.   7 fr. 50

La psychologie allemande contemporaine. 4ᵉ éd.   7 fr. 50

ALF. FOUILLÉE

La liberté et le déterminisne. 2ᵉ édit.   7 fr. 50

Critique des systèmes de morale contemporains. 2ᵉ éd.   7 fr. 50

La morale, l'art et la religion d'après M. Guyau. 2ᵉ éd.   3 fr. 75

L'avenir de la métaphysique fondée sur l'expérience.   5 fr.

L'évolutionnisme des idées-forces.   7 fr. 50

BAIN (ALEX.)

La logique inductive et déductive. 2ᵉ édit.   20 fr.

Les sens et l'intelligence. 2ᵉ édit.   10 fr.

L'esprit et le corps. 4ᵉ édit.   6 fr.

La science de l'éducation. 6ᵉ édit.   6 fr.

Les émotions et la volonté.   10 fr.

MATTHEW ARNOLD

La crise religieuse.   7 fr. 50

BARDOUX

Les légistes, leur influence sur la société française.   5 fr.

FLINT

La philosophie de l'histoire en France.   7 fr. 50

La philosophie de l'histoire en Allemagne.   7 fr. 50

LIARD

La science positive et la métaphysique. 2ᵉ édit.   7 fr. 50
Descartes.   5 fr.

GUYAU

La morale anglaise contemporaine. 2ᵉ éd.   7 fr. 50
Les problèmes de l'esthétique contemp. 2ᵉ éd.   5 fr.
Esquisse d'une morale sans obligation ni sanction.   5 fr.
L'irréligion de l'avenir. 2ᵉ éd.   7 fr. 50
L'art au point de vue sociologique. 2ᵉ éd.   7 fr. 50
Hérédité et éducation. Etude sociologique.   5 fr.

HUXLEY

Hume, sa vie, sa philosophie.   5 fr.

E. NAVILLE

La logique de l'hypothèse.   5 fr.
La physique moderne. 2ᵉ édit.   5 fr.

ET. VACHEROT

Essais de philosophie critique.   7 fr. 50
La religion.   7 fr. 50

MARION

La solidarité morale. 3ᵉ édit.   5 fr.

SCHOPENHAUER

Aphorismes sur la sagesse dans la vie. 4ᵉ édit.   5 fr.
La quadruple racine du principe de la raison suffisante.   5 fr.
Le monde comme volonté et représentation. 3 vol.   22 fr. 50

JAMES SULLY

Le pessimisme.   7 fr. 50

BUCHNER

Science et nature. 2ᵉ édition.   7 fr. 50

EGGER (V.)

La parole intérieure.   5 fr.

LOUIS FERRI

La psychologie de l'association, depuis Hobbes.   7 fr. 50

MAUDSLEY

La pathologie de l'esprit.   10 fr.

SÉAILLES

Essai sur le génie dans l'art.   5 fr.

CH. RICHET

L'homme et l'intelligence. 2ᵉ éd.   10 fr.

PREYER

Éléments de physiologie.   5 fr.
L'âme de l'enfant.   10 fr.

WUNDT

Éléments de psychologie physiologique. 2 vol., avec fig.   20 fr.

A. FRANCK

La philosophie du droit civil.   5 fr.

CLAY

L'alternative. Contribution à la psychologie. 2ᵉ éd.   10 fr.

BERNARD PEREZ

Les trois premières années de l'enfant. 4ᵉ édit.   5 fr.
L'enfant de trois à sept ans. 2ᵉ édit.   5 fr.
L'éducation morale dès le berceau. 2ᵉ édit.   5 fr.
L'art et la poésie chez l'enfant.   5 fr.
Le caractère de l'enfant à l'homme.   5 fr.

LOMBROSO

L'homme criminel.   10 fr.
    Atlas pour accompagner *L'homme criminel*.   12 fr.
L'homme de génie, avec 11 pl.   10 fr.

Le crime politique et les révolutions (en collaboration avec
    M. Laschi). 2 vol.   15 fr.
SERGI
La psychologie physiologique, avec 40 fig.   7 fr. 50
LUDOV. CARRAU
La philosophie religieuse en Angleterre, depuis Locke.   5 fr.
PIDERIT
La mimique et la physiognomonie, avec 95 fig.   5 fr.
FONSEGRIVE
Le libre arbitre, sa théorie, son histoire.   10 fr.
ROBERTY (E. DE)
L'ancienne et la nouvelle philosophie.   7 fr. 50
La philosophie du siècle.   5 fr.
GAROFALO
La criminologie. 3ᵉ édition.   7 fr. 50
G. LYON
L'idéalisme en Angleterre au XVIIIᵉ siècle.   7 fr. 50
SOURIAU
L'esthétique du mouvement.   5 fr.
PAULHAN (FR.)
L'activité mentale et les éléments de l'Esprit.   7 fr. 50
BARTHÉLEMY SAINT-HILAIRE
La philosophie dans ses rapports avec les sciences et la reli-
    gion.   5 fr.
PIERRE JANET
L'automatisme psychologique.   7 fr. 50
BERGSON
Essai sur les données immédiates de la conscience.   3 fr. 75
E. DE LAVELEYE
De la propriété et de ses formes primitives. 4ᵉ édit.   10 fr.
Le gouvernement dans la démocratie. 2ᵉ éd. 2 vol.   15 fr.
RICARDOU
De l'idéal.   5 fr.
SOLLIER
Psychologie de l'idiot et de l'imbécile.   5 fr.
ROMANES
L'évolution mentale chez l'homme.   7 fr. 50
PILLON
L'année philosophique. 2 vol. 1890 et 1891. Chacun sép. 5 fr.
RAUH
Le fondement métaphysique de la morale.   5 fr.
PICAVET
Les idéologues.   10 fr.
GURNAY, MYERS et PODMORE
Hallucinations télépathiques. 2ᵉ éd.   7 fr. 50
JAURÈS
De la réalité du monde sensible.   7 fr. 50
ARRÉAT
Psychologie du peintre.   5 fr.
PROAL
Le crime et la peine.   10 fr.
G. HIRTH
Physiologie de l'art. 1 vol. in-8.   5 fr.
DEWAULE
Condillac et la psychologie anglaise contemporaine.   5 fr.
BOURDON
L'expression des émotions et des tendances dans le lan-
    gage.   7 fr. 50

Coulommiers. — Imp. PAUL BRODARD.